HEYNE <

Die Autorin
Eva-Maria Mora, gebürtige Deutsche, ursprünglich in der Managementberatung tätig, wurde durch eine lebensbedrohende Krankheit und die Begegnung mit einem Engel zur Spiritualität geführt. Sie ist Heilpraktikerin und Begründerin der Heilmethode *Quantum-Engel-Heilung*®, die auf den Grundlagen der Quantenphysik basiert. Die Autorin ist weltweit tätig, hält Vorträge und gibt Workshops, steht aber auch für Einzelsitzungen zur Verfügung. Mit ihrem Mann und ihren Kindern lebt sie in den USA und in Deutschland.
www.quantumengel.com

Eva-Maria Mora

Quantum Engel Heilung

Energietherapie und Kommunikation mit Engeln

WILHELM HEYNE VERLAG
MÜNCHEN

Das vorliegende Buch ist sorgfältig erarbeitet worden.
Dennoch erfolgen alle Angaben ohne Gewähr.
Weder Autor noch Verlag können für eventuelle Nachteile oder Schäden, die aus den im Buch gemachten praktischen Hinweisen resultieren, eine Haftung übernehmen.

MIX
Papier aus verantwortungsvollen Quellen
FSC® C014496

Verlagsgruppe Random House FSC® N001967

4. Auflage

Taschenbucherstausgabe 6/2012

Neumarkter Str. 28, 81673 München

Illustrationen: Meike Müller, Hamburg
Redaktion: Dr. Juliane Molitor
Umschlaggestaltung: Guter Punkt, München
Coverillustration: © Petra Arndt/Agentur Holl,
Abdruck mit freundlicher Genehmigung aus:
Lichtengel- und Edelstein-Karten, Windpferd, 2.Aufl., Aitrang 2007
Herstellung: Helga Schörnig
Satz: Leingärtner, Nabburg
Druck und Bindung: GGP Media GmbH, Pößneck

ISBN 978-3-453-70207-3

http://www.heyne.de

Für
meinen Sohn
Felix Gregor G.
– mein Engelkind!
Dessen Licht und Liebe
mich auch in schweren Zeiten
auf meinem Weg begleitet haben.
Ohne ihn wäre dieses Buch nie entstanden.

Ich danke allen Menschen und Engeln, die meine Arbeit mit Liebe und Geduld unterstützen. Ich danke meinen Schülern und zukünftigen Lesern dieses Buches, die mehr Heilung in diese Welt bringen.
Mein besonderer Dank gilt:
Dolores Saternus-Stenner
Michael Mora
Gerd Geselle
Cora Hughes
Gisela Arenas
Juliane Molitor

Inhalt

Einleitung 13

Teil 1
Theorie und Praxis der Methode 19

Kapitel 1: Das Formulieren einer klaren Intention oder Absicht 21
Fragen an den Klienten 23
Überprüfen der Glaubensmuster 27
Positive Glaubensmuster für Therapeuten und Klienten 29

Kapitel 2: Mit Engeln kommunizieren 31
Selbstvertrauen und Gottvertrauen 34
Positives Denken und liebevolles Verhalten 34
Liebe und Dankbarkeit 35
Sich selbst und anderen vergeben 37
Gebete 39
Kristalle 41

Kapitel 3: Energetische Reinigung 43
Anhaftung von orientierungslosen Seelen und Wesenheiten 46
Meditation zur Entfernung orientierungsloser Seelen und Wesenheiten 48

Energetischer Schutz 52
Ätherische Schnüre und
Energieschläuche 53
Durchtrennung und Schutz
mit Erzengel Michael 57
Reinigung der Aura durch Salzbäder 58
Methoden zur energetischen Reinigung
von Wohn- und Behandlungsräumen 59
Alte Energien loslassen 62

Kapitel 4: Im Kontakt mit den Engeln heilen 67
Engelatmung 70
Behandlung bei körperlichen Schmerzen . . 73
Behandlung bei emotionalen
Schmerzen und Blockaden 76
Ängste und limitierende
Gedankenmuster loslassen und ersetzen . . 78

Kapitel 5: Das Chakrensystem und die Engel 81
Die Farbskala des Chakrensystems 83
Das erste Chakra 88
Das zweite Chakra 89
Das dritte Chakra 90
Das vierte Chakra 91
Das fünfte Chakra 92
Das sechste Chakra 93
Das siebte Chakra 94
Chakrareinigung mit den Erzengeln 95
Öffnen der Energiekanäle mit
Erzengel Gabriel 98

Kapitel 6: Das dritte Auge und die Zirbeldrüse . . . 101

Kapitel 7: Die Aufgaben der Engel 105
Die Erzengel 108
Cherubime und Seraphime 121

Kapitel 8: Quantum-Engel-Reading 124
Vorbereitung 126
Durchführung des Readings 129
Die Engel in eigener Sache befragen . . . 133
Empfangen von Engelbotschaften 135
Engelbotschaft oder Einbildung? 141
Heilbehandlung mit den Engeln 145
Krebsheilung mit der Kraft der Engel . . . 146

Kapitel 9: Die Kraft der verborgenen Programme 149
Selbsterkenntnis ist der erste Schritt zur Besserung 151
Gibt es wirklich einen Unterschied zwischen Gefühlen und Emotionen? . . . 152
Woher kommen Emotionen? 153
Wo sind die Emotionen gespeichert? . . . 156
Was ist das Filtersystem des Gehirns? . . . 158
Wie beeinflussen Emotionen unser Leben? 162
Wie können wir unsere Gedanken und Emotionen ändern? 165
Checkliste der unerwünschten und unerlösten Emotionen 167

Kapitel 10: Das Opferprogramm 173
Heilung und Klärung des Opferprogramms mit Erzengel Chamuel 179

Kapitel 11: Das Richterprogramm 184
Heilung und Klärung des Richterprogramms mit Erzengel Jophiel 187

Kapitel 12: Das »Nicht verzeihen können«-Programm 189
Heilung und Klärung des »Nicht verzeihen können«-Programms mit den Erzengeln Jeremiel und/oder Zadkiel 190

Kapitel 13: Das »Liebe tut weh«-Programm 196
Heilung und Klärung des »Liebe tut weh«-Programms mit Erzengel Raphael 197

Kapitel 14: Die Lösungsformel der Engel 202
Anwendung der Lösungsformel 205
Selbstablehnung 209
Widerstand 210
Mangelndes Selbstvertrauen 211
Angst zu versagen 211
Was steht meinem Erfolg im Weg? 212
Das Prinzip des Energieausgleichs 216
Wie wirkt die Lösungsformel? 218

Teil 2
Krankheiten und Symptome 221

Ethische Richtlinien für Therapeuten 298
Literatur 300
Über die Autorin 302

Einleitung

Die wichtigste Frage der Menschheit ist die nach ihrem Ursprung. Im Laufe der Evolution hat sich der Mensch im Irrgarten seiner selbst erschaffenen Illusionen verlaufen. Es ist ein Irrgarten mit Zerrspiegeln, in denen wir uns zwar spiegeln, die uns aber nicht erlauben zu sehen, wer wir wirklich sind. Wir suchen im Außen nach Lösungen für unsere Probleme und nach Heilung unserer Krankheiten. Wir geben anderen die Schuld an unserer eigenen Misere: »Wenn ich eine bessere Kindheit gehabt hätte …« jammern wir oder: »Wenn mein Ehepartner mich besser behandelt hätte …« Wir identifizieren uns mit den Rollen, die wir spielen, und tragen die entsprechenden Masken. Wir sind Hausbesitzer, Autofahrer, Lehrer, Therapeuten, Hausfrauen, Künstler, Angestellte, Arbeitslose, Rentner, Clubmitglieder, Parteizugehörige, Patienten, Ehepartner, Mütter und Väter. Aber sind wir das wirklich? Nein, das sind nur Rollen, die wir spielen. Und die Masken, die wir dabei tragen, bewahren uns davor, unseren Schmerz zu fühlen. Doch das bringt uns langfristig nur Enttäuschung und noch mehr Schmerz und führt schließlich in die Krankheit, denn hinter der Maske und hinter dem Schmerz, der sich sowohl auf der körperlichen als auch auf der psychischen Ebene zum Ausdruck bringt, lauert der Ursprungsschmerz. Er geht noch tiefer als die verletzten Gefühle, die traumatischen Erfahrungen und die Krankheiten und ist letztendlich auf die Überzeugung oder das Glaubensmuster zurückzuführen, dass wir sowohl von einander als auch von Gott getrennt sind. Dieses

Glaubensmuster erzeugt Angst, jene Energie, der alle negativen Emotionen entstammen. Jeder von uns hat die Aufgabe, die Verbindung zur eigenen Gotteskraft wiederherzustellen und sich daran zu erinnern, wer er oder sie wirklich ist.

Wie Gregg Braden in seinem Buch *The God Code* überzeugend darlegt, ist in unserer DNA, also in unseren Genen und in jeder einzelnen Zelle unseres Körpers, ein »göttlicher Code« einprogrammiert. Wir tragen die Gotteskraft also in jeder einzelnen Zelle unseres Körpers. Und was ist das für eine Kraft? Die Kraft Gottes ist die Liebe. Liebe erzeugt die höchste heilende Schwingung im Universum, eine Schwingung, mit der alle Probleme gelöst und sämtliche Krankheiten geheilt werden können.

Es ist durchaus möglich, dass sich jetzt alles in Ihnen sträubt und Ihnen Gedanken wie »Die spinnt ja wohl. Wie kommt sie dazu, so etwas zu behaupten? Gott ist im Himmel und nicht in uns!« durch den Kopf gehen. Wenn das der Fall ist, atmen Sie am besten einmal tief durch und lesen dann trotzdem weiter. Es ist normal, dass Sie gegen das eine oder andere, was Sie in diesem Buch lesen, einen inneren Widerstand verspüren. Wie in einem Yogakurs, wo Sie sich auf anfangs höchst ungewohnte Weise recken und strecken müssen, werden Sie auch in diesem Buch mit Ihnen zunächst unbekannten Informationen, Thesen und Übungen konfrontiert.

Die erste Übung, die ich von meinem geistigen Lehrer Zohar gelernt habe, besteht darin, sich täglich vor den Spiegel zu stellen, selbst in die Augen zu schauen und zu sagen: *»Ich bin die Kraft Gottes für mich.«*

Wenn Sie das ohne jeden inneren Widerstand sagen und die Liebe Gottes in sich fühlen können, haben Sie eine magische

Formel gefunden, mit der Sie alle Krankheiten heilen und sämtliche Krisen bewältigen können. Sie können beispielsweise sagen: »Ich bin die Kraft Gottes für mich und ich bin gesund« oder: »Ich bin die Kraft Gottes für mich und ich bin glücklich und frei.«

Wenn Sie zu jeder Zeit und in jeder Situation im reinen Gottesbewusstsein und in der bedingungslosen Liebe verweilen, brauchen Sie nichts anderes. Wenn Sie jedoch – wie viele von uns – zeitweilig vergessen, wer Sie wirklich sind und sich immer wieder Krankheiten und Probleme schaffen, kann Ihnen die in diesem Buch vorgestellte Methode eine große Hilfe auf Ihrem Weg sein.

Und mehr noch: Mit dieser Methode finden Sie auch Zugang zu Ihrem inneren Heiler, der über die Schöpferkraft des Universums verfügt. Dieser innere Heiler kann mit Engeln kommunizieren und Ihnen eine ebenso große Hilfe sein wie anderen Menschen. Jeder Mensch kann Heilenergie in seinen Händen spüren, sie verstärken und sich selbst und andere damit heilen. Und jeder Mensch kann mit Engeln kommunizieren. Das sind keineswegs seltene Gaben, sondern vielmehr natürliche Fähigkeiten, angeborene, wenn auch meist schlummernde Talente, die wir nur zu wecken brauchen.

Mithilfe bestimmter Atem- und Meditationstechniken ist es Menschen möglich, ein hohes Energiefeld zu erzeugen beziehungsweise sich mit einem hohen Energiefeld zu verbinden. Je höher die eigene Frequenz des betreffenden Menschen ist, desto leichter wird es ihm fallen, eine wahrnehmbare Verbindung mit Engeln herzustellen.

Die universelle Energie hat je nach Kulturkreis unterschiedliche Namen. Die Chinesen nennen sie »Chi«, die Japaner »Ki«, die Inder »Prana« und im Deutschen spricht man von »Lebensenergie« oder auch vom »Odem des Lebens«. In diesem Buch wird zusätzlich von Engelenergien die Rede sein, die der Quantum-Engel-Therapeut über seine Hände an den Klienten weitergibt. Es wird erklärt, wie man die Engel unterscheiden kann und welcher Engel bei welchem Symptom am besten helfen kann.

In seinem Buch *Quantum-Touch. Mit den Händen heilen* erklärt Richard Gordon die Grundlagen der Energieheilung: Durch das universell gültige Gesetz der Resonanz gleichen sich Energiefelder einander an. Das geschieht auf der subatomaren beziehungsweise quantenphysischen Ebene. Alle Menschen und Teilchen im Universum unterliegen dieser Gesetzmäßigkeit. Deutlich zu beobachten ist dies, wenn man große Pendeluhren nebeneinander an eine Wand stellt und die Pendel in unterschiedlicher Richtung ausschwingen. Es dauert nur wenige Tage, bis alle Pendel gleichmäßig im Takt in die gleiche Richtung schwingen. In diesem Beispiel geschieht dies durch die Energieübertragung in der Wand. Mit anderen Worten: Wenn zwei Systeme auf unterschiedlicher Frequenz oszillieren, sorgt die Kraft der Resonanz dafür, dass sich die Energie von einem System auf das andere überträgt. Darüber hinaus wirkt die Kraft der Anpassung oder des Gleichklangs, die bewirkt, dass sich die Schwingungen beider Systeme einander anpassen. Bei unterschiedlicher Schwingungsfrequenz gibt es folgende Möglichkeiten: (1) die niedrige Frequenz erhöht sich, (2) die höhere Frequenz wird niedriger oder (3) beide treffen sich in der Mitte.

Ziel der Energiebehandlungen, die wir im Rahmen der Quantum-Engel-Heilung durchführen, ist es, Lebensenergie in hoher Schwingungsfrequenz und zusätzlich noch höhere Engelenergien durch die eigenen Hände fließen zu lassen und auf den Klienten zu übertragen, damit sich die Frequenz seiner momentan vorhandenen Lebensenergie an die hohe Frequenz dieser von außen kommenden Energien anpassen kann. In Verbindung mit Meditationen und Visualisierung, dem Heilen von Emotionen und dem Löschen alter Programme und Glaubensmuster führt dies in den meisten Fällen zur Auflösung von Energieblockaden und zur nachhaltigen Heilung. Die kombinierte Lebens- und Engelenergie wirkt auf den physischen, den emotionalen, den spirituellen und den mentalen Körper gleichermaßen und schlägt eine Brücke zu unserer Seele, dem göttlichen Funken in jedem von uns.

Der behandelnde Therapeut spielt in diesem Prozess lediglich die Rolle eines Informations- und Energiekanals. Der Patient selbst ist der eigentliche Heiler, die Engel sind die »himmlischen Ärzte«. Die Voraussetzungen für den erfolgreichen Verlauf der Quantum-Engel-Heilbehandlung sind die klare Intention zur Heilung, die Anwendung der »Lösungsformel« der Engel, das Transformieren blockierender Emotionen und Programme sowie die Bereitschaft, die Botschaften und die Heilenergien der Engel zu empfangen.

Teil I

Theorie und Praxis der Methode

Die größte Krankheit ist es heute,
ungewollt, ungeliebt und allein gelassen zu sein.

Mutter Teresa, Botschafterin der Liebe für Arme und Kranke,
Friedens-Nobelpreisträgerin (1910–1997)

KAPITEL 1

Das Formulieren einer klaren Intention oder Absicht

Es ist schwieriger, eine vorgefasste Meinung zu zertrümmern als ein Atom.

Albert Einstein, deutscher Physiker und Nobelpreisträger (1879–1955)

Am Beginn einer jeden Behandlung steht eine klare Intention oder Absicht für eben diese Behandlung. Wie eine solche Absicht formuliert wird, erfahren Sie auf Seite 28. Doch bevor sie überhaupt formuliert werden kann, muss der Therapeut in einem Vorgespräch die Frage nach den Hintergründen der Beschwerden oder Probleme stellen, deretwegen der Klient gekommen ist.

Diese Frage lautet: »*Wie dient dir diese Krankheit oder dieses Problem? Welchen Nutzen ziehst du daraus?*«

Die Antwort des Klienten gibt dem Therapeuten Aufschluss über mögliche Ursachen einer Krankheit oder eines Problems, die der Klient – wenn auch unbewusst – selbst herbeigeführt hat. Im folgenden Fallbeispiel wurde diese Frage erst im zweiten Anlauf gestellt.

Annemarie (60) kam zu einer Energiebehandlung in meine Praxis, weil ihre Hände schmerzten. Beim Schreiben am Computer tat ihr jeder einzelne Finger weh und sie dachte, sie hätte Arthritis. (Anmerkung der Autorin: Bitte lassen Sie sich nicht von der Diagnosestellung Ihres Klienten beeinflussen, sondern hören Sie auf die Engel und Ihre eigene Intuition.) Nach zwanzig Minuten Energiebehandlung war Annemarie schmerzfrei. Die Schwellung in ihren Händen war zurückgegangen. Nach zehn Tagen rief sie jedoch wieder an und klagte erneut über Schmerzen in den Händen. In der folgenden Behandlung wurde nicht nur auf das Symptom geachtet, sondern auch nach den Hintergründen gefragt: *Wie dient dir diese Situation beziehungsweise dieses Symptom?*

Es stellte sich heraus, dass Annemarie seit 25 Jahren für eine große Versicherungsgesellschaft arbeitete. Sie nahm die Daten der Schadensfälle auf und gab sie in den Computer ein. Annemarie war sehr unzufrieden an ihrem Arbeitsplatz und empfand die angespannte Atmosphäre in ihrem Büro als sehr belastend. Sie litt unter Mobbing durch Kollegen und Vorgesetzte und wünschte sich nichts sehnlicher, als mit dem Arbeiten aufhören zu können. Auf der anderen Seite war sie eisern entschlossen, aus finanziellen Gründen noch die letzten fünf Jahre bis zur Rente durchzuhalten.

Was können wir zu diesem Fall sagen? Hier steht der Seelenwunsch, mit dem Arbeiten aufzuhören, in krassem Widerspruch zum Diktat des Verstandes, das besagt: Du musst noch fünf Jahre bis zur Rente durchhalten. Dieser Widerspruch kommt in Annemaries Körper zum Ausdruck, der mit Schmerzen darauf reagiert. Schmerzen sind immer ein Hinweis darauf, dass wir innerlich nicht im Gleichgewicht sind. Das heißt: Körper, Geist und Seele sind nicht einer Meinung. Die oben gestellte Frage (Wie dient dir dieses Symptom?) ist im Prinzip also einfach zu beantworten: »Wenn meine Hände schmerzen, kann ich nicht am Computer arbeiten – und das will ich ja auch gar nicht.«

In diesem Fall wurde die blockierte emotionale Energie und das limitierende Glaubensmuster *Ich muss bei der Versicherung arbeiten, um zu überleben* mithilfe der Engel gelöst. Außerdem tat sich unerwartet eine Möglichkeit auf, wie Annemarie ohne ihre Arbeit bei der Versicherung gesund und glücklich leben konnte. Während der Behandlung zeigten die Engel mir silberne Münzen und sagten »Vater« – was im ersten Augenblick nicht viel Sinn ergab. Dennoch beschrieb ich, was ich sah, und leitete die Botschaft an Annemarie weiter. Es stellte sich heraus, dass sie eine Münzsammlung von ihrem Vater geerbt hatte, die seit zwanzig Jahren in Kartons verpackt im Keller stand. Annemarie wusste nichts über den Wert der Münzen, beschloss aber, sie von einem Sachverständigen schätzen zu lassen. Es stellte sich heraus, dass die Münzen sehr wertvoll waren. Das Geld, das Annemarie durch ihren Verkauf erzielte, ermöglichte ihr, in den Vorruhestand zu gehen und sich als Leihoma ein kleines Zubrot zu verdienen. Annemarie liebt die Arbeit mit Kindern. Sie ist heute völlig schmerzfrei und vitaler denn je.

Fragen an den Klienten

Wenn es darum geht, die verborgenen Ursachen einer Krankheit oder eines Problems aufzuspüren, sind die folgenden Fragen sehr hilfreich. Daher sollten sie dem Klienten vor einer Behandlung immer gestellt werden:

1. Wie ist die Vorgeschichte dieser Krankheit/dieser Situation?
2. Haben Sie so etwas oder etwas Ähnliches schon einmal gehabt/erlebt?
3. Was können Sie aufgrund dieser Situation/Krankheit nicht tun?
4. Was verändert sich durch diese Krankheit/Situation in Ihrem Alltag: zu Hause, am Arbeitsplatz, in der Schule?
5. Wie reagieren Ihre Familienangehörigen auf Ihre Krankheit? Helfen sie Ihnen?
6. In welcher Weise profitieren Sie von Ihrer Krankheit/der Situation? Welchen Nebengewinn ziehen Sie aus der Krankheit/dem Problem?
7. Was würden Sie tun, wenn die Krankheitssymptome nicht mehr vorhanden wären?
8. Wie würden Ihre Familienangehörigen und Freunde reagieren, wenn Sie plötzlich gesund, glücklich, wohlhabend und frei wären?
9. Wie sieht das von Ihnen gewünschte Ergebnis der Behandlung aus? Beschreiben Sie das Bild!
10. Was wäre dann der nächste Schritt? Wie fühlen Sie sich?

Eine andere interessante Fallgeschichte stammt aus meiner eigenen Familie. An der sonntäglichen Kaffeetafel wurden mein Mann Michael und ich von meiner Tante und anderen Familienangehörigen zu unserer Arbeit befragt: »Was ist denn das, Energiebehandlung mit Engeln? Klingt ja suspekt. Für so einen Hokuspokus haben wir dich studieren lassen …« Nachdem wir unsere Arbeit ausführlich erklärt hatten und dennoch weiterhin nur auf Ablehnung und Kritik stießen, half ich beim

Abräumen des Kaffeegeschirrs. Die Herren gingen in den Garten und ich blieb allein mit meiner Tante in der Küche. Plötzlich sagte sie: »Komm doch mal her und mach so was mit meinem Zeh.« Sie hielt mir ihren Fuß hin, und ich sah, dass sie einen Hammerzeh hatte. Das heißt, ein Zeh hatte sich über einen anderen gebogen, was ihr unmöglich machte, geschlossene Schuhe zu tragen, ganz abgesehen davon, dass es beim Gehen schmerzte. Natürlich war ich bereit, den Zeh zu behandeln, und bei der Intention ging es natürlich um Ausrichtung: Der Zeh sollte wieder gerade werden. Zu dieser Zeit war ich noch etwas unerfahren und ließ die Frage nach dem Nebengewinn unberücksichtigt. Ich fragte also nicht: »Wie dient dir diese Krankheit?« oder etwas Ähnliches. Stattdessen behandelte ich den Zeh auf Wunsch meiner Tante heimlich im Wohnzimmer. Keiner durfte etwas davon mitkriegen. Nach wenigen Minuten rief sie: »Aua, Aua, was machst du bloß?« Der Zeh reagierte auf die Energie und bewegte sich zurück in seine natürliche, gerade Position. Dies verursachte den so genannten vorübergehenden Heilungsschmerz, der u. a. bei Knochendeformierungen vorkommen kann. In diesem Moment kam mein Mann, der nach mir gesucht hatte, durch die Tür. Er sah, wie der Zeh sich ausrichtete und wieder gerade wurde. Wir freuten uns beide riesig, dass der Zeh wieder gerade war und die Tante nun keine Operation mehr benötigte. Eine Geschichte mit Happy End? Nicht wirklich, denn als der Zeh wieder gerade war, rief meine Tante vehement: »Das gibt es nicht! Das kann ich nicht glauben! Das kann nicht sein!«

Diese von starken Emotionen begleiteten Affirmationen hatten zur Folge, dass der Zeh reagierte und sich wieder über den anderen Zeh bog. Damit hatte meine Tante die vermeintlich unangenehme Situation erneut kreiert. Sie fragen sich vielleicht, warum sie das tat. Hier ist sowohl die Vorgeschichte als auch die besondere Familiensituation meiner Tante zu berücksichtigen. Meine Tante hatte bereits viele schwere Operationen hinter sich. Bei zweien davon waren ihr neue Hüftgelenke eingesetzt worden. Das war sehr schmerzhaft gewesen, hatte aber auch seine Vorteile gehabt: eine neue Putzfrau, die Aufmerksamkeit ihres Mannes, die Blumen der Verwandten und die täglichen Anrufe, in denen immer gefragt wurde: »Wie geht es dir?« Diese Aussicht auf Blumen, Liebe, Unterstützung und Aufmerksamkeit schien nun für einen viel geringen Preis erneut ins Haus zu stehen. Nur eine kleine Operation am Zeh, kein Problem für meine Tante. Sollten wir ihr das etwa durch Energiearbeit vermiesen? Kam gar nicht infrage!

Dieser Fall zeigt deutlich, dass die Symptomfreiheit seines Klienten aus Sicht des Therapeuten zwar durchaus erstrebenswert sein kann, doch wie würde sie das Leben des Klienten verändern? Was gewinnt er? Was müsste er aufgeben? Die Klärung dieser Frage ist wichtig und verhindert, dass Therapeut und Klient am Ende frustriert sind. Nicht immer will und kann der Klient wirklich etwas an seiner Situation ändern oder ist bereit für Heilung. Erst wenn im Kopf des Klienten ein klares Bild vom Ergebnis der Behandlung entsteht und zudem positive Formulierungen und Emotionen wie Glück, Freude, Leichtigkeit und Liebe damit verbunden werden, ist sofortige Heilung möglich und die Behandlung dauerhaft erfolgreich.

Auch unbewusste Programme, Glaubensmuster und unterdrückte Emotionen können eine Besserung oder Heilung verhindern (siehe Seite 149 ff.). Sobald bestimmte unterbewusste Glaubensmuster und die damit verbundenen Energien vorherrschen (zum Beispiel: »Spontanheilung ist nicht möglich. Das gibt es nicht.«), können Sie als Therapeut noch so gute Absichten haben, Sie werden nichts erreichen, denn der Klient steht mit einem Fuß auf der Bremse und mit dem anderen auf dem Gaspedal. Das bringt Sie beide leider nicht weiter.

Überprüfen der Glaubensmuster

Überprüfen Sie also, ob Ihr Klient folgende oder ähnliche Glaubensmuster und Ängste hat:

1. Ich habe es verdient krank zu sein.
2. Ich bin unfähig, das gewünschte Ergebnis zu erzielen. Ich kann sowieso nichts ändern. Ich bin machtlos.
3. Veränderung ist bedrohlich.
4. Gott straft mich mit dieser Krankheit und will nicht, dass ich gesund werde.
5. Das Leben ist ein einziger Kampf.
6. Das habe ich geerbt. Das liegt in der Familie. Es musste ja so kommen.
7. Leiden, Schmerz und finanzielle Sorgen gehören zum spirituellen Wachstum.
8. Regelmäßige Arztbesuche, Operationen und Tabletten gehören zu meinem Leben.
9. Ich hab schon alles versucht, aber mir kann keiner helfen.
10. Engel und himmlische Kräfte gibt es doch gar nicht.

Arbeiten Sie zunächst mit der in Kapitel 14 beschriebenen Lösungsformel der Engel. Als Therapeut helfen Sie anschließend Ihrem Klienten beim Formulieren der Intention. Dabei muss unbedingt beachtet werden, dass das Unterbewusstsein Worte wie »nicht« oder »kein« einfach überhört.

Wenn der Klient also sagt: »Ich will *nicht* mehr rauchen.«, hört das Unterbewusstsein: »Ich will mehr rauchen.«

Die bessere Formulierung ist: Mein Leben ist frei von Zigaretten.

Wenn der Klient sagt: Ich will *keine* Schmerzen mehr haben.

Hört das Unterbewusstsein: Ich will mehr Schmerzen haben.

Die bessere Formulierung ist: Ich fühle mich gut und bin gesund.

Die negativen Affirmationen wirken also noch verstärkend auf das, was man eigentlich loslassen will.

Achten Sie einmal darauf, wie häufig Sie im Laufe eines Tages das Wort »nicht« benutzen oder davon sprechen, was aufhören soll oder was Sie nicht wollen. Sagen Sie lieber, was Sie wollen. Dies gilt auch für Eltern, die ihren Kindern sagen, was sie nicht tun sollen. Formulieren Sie positiv und sagen Sie Ihren Kindern, was sie machen sollen. Statt »Hör auf zu schreien« sagen Sie zum Beispiel: »Sprich leise.«

Vor einer Behandlung geht es aber nicht nur darum, die Glaubenssätze und Ängste des jeweiligen Klienten zu überprüfen, sondern auch die des Therapeuten. Was machen Sie als Therapeut beispielsweise, wenn ein krebskranker Patient mit der klaren Absicht zu Ihnen kommt, dass sein Gehirntumor aufgelöst werden soll und er zur Heilung bereit ist. Glauben Sie, dass dies möglich ist?

Und was machen Sie als Klient, wenn Sie merken, dass sich der Therapeut sehr unsicher ist, ob die Behandlung überhaupt Erfolg haben kann? Mein Rat: Suchen Sie sich einen Therapeuten mit grundlegender Erfahrung und mit Glaubensmustern, die sich positiv auf Ihre Heilung auswirken können.

Es ist wichtig, dass der Therapeut mit einer freudigen und positiven Erwartungshaltung in die Behandlung geht. Der ideale Therapeut versteht, dass jeder Mensch über ein göttliches Potenztial und große Selbstheilungskräfte verfügt, und bezieht die Hilfe Gottes und der Engel mit ein. Gerade wenn der Therapeut noch keine Erfahrung mit Ihrem speziellen Krankheitsbild oder Ihrer Situation hat, ist Offenheit wichtig. Wunder werden erwartet und nicht ausgeschlossen!

Positive Glaubensmuster für Therapeuten und Klienten

1. Ich weiß nicht, ob es möglich ist, dies zu heilen, aber ich bin offen dafür.
2. Jeder Mensch verfügt über die Kraft der Seele, die Kraft Gottes.
3. Im Körper ist die Information für vollkommene Gesundheit gespeichert, und diese Information kann jederzeit aktiviert werden.
4. Der Körper verfügt über Selbstheilungskräfte und Weisheit.

5. Ich bin frei von allen blockierenden Energien, Emotionen und Gedanken.
6. Gott und die Engel wirken durch mich.
7. Ich kann die Energie spüren.
8. Ich kann mit Engeln kommunizieren.
9. Ich habe Vertrauen in den Prozess und akzeptiere Besserung und Heilung.
10. Es gibt immer eine Lösung. Spontanheilung ist möglich.

Wenn die Intention klar ist und störende Energien mit der Lösungsformel der Engel transformiert wurden, ziehen der Therapeut, der Klient und die Engel an einem Strang. Blockierende Glaubensmuster haben keine Chance mehr.

Kapitel 2

Mit Engeln kommunizieren

Macht euch mit den Engeln vertraut
und nehmt sie so oft wie möglich in eurem Innern wahr;
denn wenn ihr sie auch nicht sehen könnt,
so sind sie doch stets bei euch.

Franz von Sales, Autor zahlreicher spiritueller Werke (1567–1622)

Ähnlich wie unsichtbare Radio- und Fernsehwellen immer um uns sind, sind auch die Engel immer in unserer Nähe. Und ähnlich wie wir nur das Empfangsgerät einzuschalten brauchen, um die unsichtbaren Rundfunkwellen als Bild und Ton wahrzunehmen, brauchen wir nur unseren eingebauten Engel-Empfänger einzuschalten, um die Engel fühlen, hören, riechen oder sehen zu können oder um einfach zu wissen, dass sie da sind.

Bevor Sie einen Kontakt zu Engeln herstellen, sollten Sie dafür sorgen, dass sowohl im Außen, also um Sie herum, als auch in Ihrem Innern Ruhe einkehrt. Stellen Sie sicher, dass Sie von niemandem gestört werden, und lassen Sie alle Gedanken, die Sie daran erinnern, was Sie alles noch tun müssen, sowie alle Zweifel, die Ihnen vielleicht kommen, beiseite. Stellen Sie sich all die Gedanken, Zweifel und Urteile, die in Ihrem Kopf herumspuken mögen, wie den Inhalt eines großen

Mülleimers vor, den Sie vor der Behandlung auskippen. Je leerer Ihr Kopf ist, desto klarer ist der Empfang.

Die Engel schwingen auf einer höheren Frequenz als wir Menschen, bemühen sich aber sehr, uns entgegenzukommen. Und wir können dasselbe tun, indem wir folgende Punkte berücksichtigen.

Ihre eigene Frequenz erhöht sich, wenn Sie Ihren Körper von Giften aller Art reinigen, mögliche geophatische Störzonen beseitigen, auf eine gesunde Ernährung achten, genügend Schlaf haben, viel lachen, harmonische Musik hören, ausreichend Wasser trinken, genug Sonnenlicht bekommen, regelmäßig Sport treiben oder wenigstens an der frischen Luft spazieren gehen.

Je klarer unser Energiefeld und je höher unsere eigene Schwingungsfrequenz ist, desto leichter können wir die Botschaften der Engel empfangen.

Die wichtigsten Methoden zur Erhöhung der Schwingungsfrequenz werden ab Seite 34 ausführlich vorgestellt, doch zunächst noch ein paar Worte zur Kommunikation mit Engeln.

Die Kommunikation mit Engeln, den Botschaftern Gottes, kann auf ganz unterschiedliche Weise erfolgen. Viele Menschen empfangen göttliche Botschaften nonverbal, etwa durch innere Bilder, innere Stimmen oder Gefühle. Sie wissen manche Dinge einfach, ohne sie erklären zu können. Andere haben Vorahnungen, träumen bestimmte Ereignisse voraus oder empfangen im Traum Botschaften. Die Engel geben uns Zeichen, und wir können zusätzlich um solche Zeichen bitten.

Meine Engel geben mir oft 1-Cent-Stücke als Zeichen ihrer Anwesenheit. Ich habe diese Münzen schon an den unmöglichsten Orten und in den interessantesten Situationen gefunden: auf der Rolltreppe im Flughafen, auf dem Stuhl im Restaurant oder auf dem Boden, zum Beispiel wenn ich gerade auf dem Weg zu einem wichtigen Termin bin oder über etwas Bestimmtes nachdenke und eine Antwort brauche. Manche Menschen finden weiße Federn, andere bekommen Botschaften durch Lieder im Radio. Achten Sie auch auf immer wiederkehrende Zahlenreihen, beispielsweise auf den Nummernschildern der Autos, die vor Ihnen fahren oder im Stau stehen. Auch sie beinhalten oft verschlüsselte Botschaften. (444 bedeutet: Die Engel stehen Ihnen bei.)

Manchen Menschen fällt es schwer, Engel wahrzunehmen. Sie möchten sie zwar fühlen, sehen und ihre Botschaften hören, glauben aber nicht wirklich daran, dass ihnen dies möglich ist. Doch wie ich schon sagte: Es ist nicht nur möglich, sondern auch gar nicht schwer, die Botschaften der Engel zu empfangen, wenn es uns gelingt, unsere Schwingungsfrequenz zu erhöhen. Die wichtigsten Methoden zur Frequenzerhöhung sind:

- Selbstvertrauen und Gottvertrauen
- Positives Denken und liebevolles Verhalten
- Liebe und Dankbarkeit
- Sich selbst und anderen vergeben
- Gebete
- Kristalle
- Energetische Reinigung
- Engelatmung und Energieheilung

Selbstvertrauen und Gottvertrauen

Das Selbstvertrauen der meisten Menschen ist insofern unausgewogen, als sie sich entweder überhaupt nichts zutrauen und ständig unter Versagensängsten leiden oder aber selbstherrlich sind und zu Selbstüberschätzung neigen. Es gibt sogar Menschen, die abwechselnd beides tun und von einem Extrem ins andere fallen. »Erkenne dich selbst« lautete eine der Weisheiten, die in die Mauern des Apollotempels von Delphi eingeritzt gewesen sein sollen. Dieser Satz ist heute noch genauso aktuell wie im antiken Griechenland. Ein gesundes Selbstvertrauen zu haben bedeutet, dass man ein sicheres Gefühl für sich selbst und den eigenen Wert hat. Man vertraut sich selbst. Das heißt, man hat Vertrauen in sein Höheres Selbst und in seine eigenen gottgegebenen Fähigkeiten und insofern auch Gottvertrauen. Doch um diese Fähigkeiten deutlich zu erkennen, bedarf es in den meisten Fällen etwas Übung und vor allem der Klärung limitierender Programme und Emotionen.

Positives Denken und liebevolles Verhalten

Was ich unter positivem Denken verstehe, hat eigentlich weniger mit Denken als mit Fühlen zu tun. Es ist eine offene, positive Grundhaltung, die immer da ist, auch in Situationen, in denen eine positive Entwicklung aufgrund der Erfahrungen, die man gemacht hat, höchst unwahrscheinlich, wenn nicht gar unmöglich scheint. Erwarten Sie Wunder! Fühlen

Sie sich aber nicht dafür verantwortlich, diese Wunder geschehen zu lassen. Bitten Sie Ihre Engel um Hilfe, und die Wunder werden geschehen, auch wenn Sie nicht wissen wie. Seien Sie liebevoll zu sich selbst und anderen, denn durch liebevolles Verhalten lösen sich Spannungen und Konflikte oft ganz von selbst auf. Versuchen Sie einmal ganz bewusst, den ganzen Tag von morgens bis abends freundlich und liebevoll mit allen Menschen umzugehen, die Ihnen begegnen. Sie werden erleben, dass Sie sich am Ende dieses Tages sehr gut fühlen.

Liebe und Dankbarkeit

Befinden Sie sich gerade in einer schwierigen Situation, in der es Ihnen schwer fällt, Liebe und Dankbarkeit zu empfinden? Dann erinnern Sie sich doch einmal an andere schwierige Situationen in Ihrem bisherigen Leben und daran, wie Sie diese gemeistert haben. Denken Sie an alles Mögliche, das nicht ganz so geklappt hat, wie Sie es sich vielleicht gewünscht haben: die erste Fünf in der Schule, der erste Liebeskummer, eine geplatzte Verlobung, eine schwere Krankheit, eine finanzielle Krise ... Und dann erinnern Sie sich, wofür all das gut war: Nach der ersten Fünf haben Sie sich so richtig ins Zeug gelegt und dann nur noch gute Noten geschrieben. Der erste Liebeskummer hat einen ungeahnten Kreativitätsschub bei Ihnen ausgelöst. Wäre die Verlobung damals nicht geplatzt, hätten Sie Ihren jetzigen Partner nie kennen gelernt – der übrigens viel besser zu Ihnen passt. Die schwere Krankheit hat dazu geführt, dass sich Ihr ganzes Leben positiv verändert hat, und aus der finanziellen Krise sind Sie gestärkt hervorgegangen. Nach dem Vorstellungsgespräch, das damals abschlägig ausging, haben Sie ein viel besseres Angebot von der Konkurrenz bekommen.

Machen Sie eine Liste aller Situationen und Ereignisse, die zunächst schwierig und enttäuschend für Sie waren, die sich aber im Nachhinein als Segen erwiesen haben. Welche Wunder gab es in Ihrem Leben?

Oft erschließen sich uns die Gründe für Krankheiten und Lebenskrisen erst lange, nachdem diese überwunden sind. Doch auch mitten in der Krise können wir uns vorstellen, dass wir gesund sind und es uns gut geht. Indem wir dies so intensiv tun, dass wir es auch fühlen, und gleichzeitig tiefe Dankbarkeit und Liebe für unsere Situation empfinden, ändert sich unsere Energie. Und damit verändert sich auch unsere Realität.

Mary lebt in der Wüste Arizonas. Ihr Haus liegt ganz einsam, fünfzig Meilen entfernt von der nächsten größeren Stadt. Ein Stromaggregat und ein eigener Brunnen sichern Marys Überleben in der glühenden Hitze. Doch in diesem Jahr hatte es monatelang nicht geregnet und der Brunnen war ausgetrocknet. Mary beschloss, jeden Tag zu meditieren. Sie visualisierte Wolken und Regen und empfand tiefe Dankbarkeit dafür. Ihre Freunde hielten sie für verrückt und rieten ihr dringend, in die Stadt zu ziehen. Mary ließ sich jedoch nicht beirren. Nach zehn Tagen bildeten sich dicke Wolken am Himmel und dann blitzte, donnerte und regnete es die ganze Nacht. Das Grundwasser stieg und in Marys Brunnen gab es wieder genug Wasser.

Nach der Scheidung von ihrem Mann hatte Lori das Haus behalten. Es war jedoch in einem jämmerlichen Zustand, und sie brauchte dringend Geld, um das Dach zu reparieren und die letzten drei Monatsraten der Hypothek an die Bank zu zahlen. Sie hatte keine Ersparnisse und die Bank wurde langsam ungeduldig. Durch eine Freundin lernte Lori das Prinzip der Liebe und Dankbarkeit kennen. Es erschien ihr sinnvoll und sie wendete es jeden Tag an: Sie empfand tiefe Dankbarkeit und Liebe für den Moment, in dem sie die Hypothek ablösen könnte. Jeden Tag meditierte sie ohne Angst und ohne jeden Zweifel. Nach sieben Tagen rief ihr Bruder aus Texas an. Er hatte im Lotto gewonnen und wollte seiner Schwester gern mit 30 000 Dollar aushelfen.

Sich selbst und anderen vergeben

Unsere eigenen Schuldgefühle und die Unfähigkeit, anderen zu verzeihen, hängen wie Bleigewichte an unseren Füßen und senken unsere Frequenz. Indem wir uns davon befreien, sorgen wir für Klarheit in unserem Energiefeld, erhöhen unsere Fähigkeit, feinstoffliche Energien wahrzunehmen, und stärken unsere Intuition.

Durch die kraftvolle Übung, die nun folgt, werden Energien, die unsere Chakren blockieren oder schrumpfen lassen, energetisch geklärt und geheilt. Indem wir uns selbst und anderen vergeben, finden wir Frieden, Harmonie und seelisches Gleichgewicht.

Inventur

Machen Sie eine Liste mit den Namen aller Personen (lebend oder verstorben), die Sie schlecht behandelt oder Ihre Gefühle verletzt haben. Schreiben Sie alle Personen auf, auch die, von denen Sie meinen, Sie hätten ihnen bereits vergeben. Es gibt nämlich verschiedene Ebenen, auf denen wir verzeihen beziehungsweise nicht verzeihen. Auch Tiere, die Sie vielleicht verletzt haben, gehören hierher. Schreiben Sie auch Ihren eigenen Namen auf die Liste.

Loslassen und Verzeihen

Stellen Sie sicher, dass Sie sich in einem ruhigen Raum aufhalten, wo Sie in der nächsten Zeit ganz ungestört sind. Dann stellen Sie sich vor, dass Sie zu jedem Namen ein Dia haben, das auf eine Leinwand projiziert wird. Bringen Sie jeden Namen mit einem Dia in Verbindung und schauen Sie sich das Bild dieser Person mit Ihren geistigen Augen auf der Leinwand an. Dann sagen Sie: »Ich vergebe dir von ganzem Herzen und erlöse die zwischen uns gebundenen Energien. Ich bin frei und du bist frei.« Dann gehen Sie zum nächsten Bild. Mit manchen Personen werden Sie schnell fertig sein, für andere brauchen Sie etwas länger. Lassen Sie all Ihre Emotionen zu. Nehmen Sie sich Zeit für diesen Prozess.

Karin litt seit ihrem siebten Lebensjahr unter Migräneanfällen. Sie schilderte mir ihre Leidensgeschichte und erklärte, sie habe schon viele Therapien ausprobiert, könne bei ihren Migräneanfällen aber einfach nicht ohne starke Kopfschmerztabletten auskommen. Während der Energiebehandlung entspannte sich Karin, und die Engel übermittelten mir Botschaften, in denen das Wort »Vater« vorkam. Als ich das Thema Vater ansprach, kamen innere Bilder bei Karin hoch und sie erinnerte sich an Situationen aus ihrer Jugend. Sie weinte und mit den Tränen schwand die starke Anspannung aus ihrem Körper. Mithilfe der Engel, die sie durch eine Visualisierung führten, gelang es Karin, ihrem Vater zu verzeihen.

Im anschließenden Gespräch wurde klar, dass sie keine unbeschwerte Jugend gehabt hatte. Ihr Vater war Oberfeldwebel gewesen und hatte seine Tochter mit militärischem Drill und nach strengen Regeln erzogen. Sie lebte das »Brave Mädchen-Programm«, und es fiel ihr auch im Erwachsenenalter schwer, ihre Wünsche und Bedürfnisse zum Ausdruck zu bringen. Sie war ihr Leben lang unterdrückt worden, und die Emotionen, die sich auf diese Weise angestaut hatten, waren mitverantwortlich für ihre starken Kopfschmerzen. Einen Monat nach der Behandlung war Karin immer noch schmerzfrei, was ihr wie ein Wunder vorkam.

Gebete

Viele wissenschaftliche und medizinische Untersuchungen belegen, dass die Kraft der Gebete einen positiven Einfluss hat: auf die Heilung von Krankheiten, auf die Lösung von Problemen und sogar auf das Wachstum von Pflanzen.

Eines der bekanntesten Beispiele für die Wirkung von Gebeten auf Pflanzen ist die Arbeit der Findhorn Foundation in Schottland. In den dort angelegten Gärten werden durch Gebete und mithilfe der Naturengel (Devas) Pflanzen übergroß. Sie gedeihen und blühen wie an kaum einem anderen Ort. Die Spindrift Research Group in Oregon führte ein Experiment durch, bei dem Gebete über Roggenkörner gesprochen wurden. Die Saatkörner wurden in einen flachen Behälter gelegt, den ein Faden in die Hälften A und B aufteilte. Für die Saatkörner auf der Seite wurde gebetet, für die auf der anderen Seite nicht. Die Saatkörner, für die gebetet worden war, gingen viel früher auf als die anderen (Joan und Miroslav Borysenko: *The Power of the Mind to Heal*, Seiten 57, 58, 204).

Eine andere Form des Gebetes wird von der Autorin Bärbel Mohr eingesetzt. Sie bezeichnet sie als »Bestellungen beim Universum« und führt in ihrem gleichnamigen Buch zahlreiche Beispiele für die wunderbare Wirkung dieser »Bestellungen« auf die Lösung von Problemen an.

Mit über 1 500 weltweit durchgeführten Forschungsergebnissen zur spirituellen Heilung belegt Daniel Benor die positive Wirkung von Gebeten auf den Heilerfolg (*Holistic Energy Medicine and Spirituality*, 1992). Auch Larry Dossey nennt in seinem Buch *Healing Words* hunderte von Beispielen für die positive Wirkung von Gebeten auf die Heilung von Krankheiten. In einem seiner anderen Bücher (*Be Careful What You Pray For … You Might Just Get It*) betont er jedoch auch die Möglichkeit, dass sich Unerwünschtes in Gebete einschleichen kann. Deshalb gilt auch hier ebenso wie beim Setzen der Intention, umsichtig zu formulieren und auf mögliche Negativformulierungen zu achten.

Ich werde oft gefragt, ob es eine richtige und eine falsche Art zu beten gibt. Meiner Meinung nach gibt es nur eine richtige Art zu beten, nämlich die, die man persönlich als am einfachsten und angenehmsten empfindet. Ich bitte in meinen Gebeten oft darum, etwas loslassen zu können. Ich bitte um die Kraft und die Fähigkeit, ein Problem oder etwas, das mich sehr beschäftigt, Gott und den Engeln zu übergeben und dann darauf zu vertrauen, dass sich alles zum Besten aller Beteiligten entwickelt, ohne dass ich vorgebe, wie dieses Beste auszusehen hat. In schwierigen Situationen möchte ich vor allem sagen können: »Dein Wille geschehe.« Dann bitte ich um Unterstützung und um die Öffnung des Herzens, damit Gottes Liebe nicht nur fließen, sondern auch empfangen werden kann.

Kristalle

Quarzkristalle werden in Uhren, Fernsehern und medizinischen Apparaten zum Empfangen von Signalen verwendet. In Radios werden sie eingesetzt, um auf einer bestimmten Frequenz den jeweiligen Sender empfangen zu können. Diese Fähigkeit der Kristalle nennt man Piezoelektrizität. Indem Sie beispielsweise einen Quarzkristall tragen, der in der Frequenz der Engel schwingt (Engel-Aura-Kristall), können Sie die Kommunikation mit Engeln intensivieren.

Kristalle absorbieren feinstoffliche Energien aller Art, zum Beispiel auch negative Gedankenenergien. Sie können Sie also einsetzen, um Ihr eigenes Energiefeld zu schützen. Dann müssen die Kristalle allerdings regelmäßig gereinigt werden, denn sonst verschlacken sie. Zum Reinigen legen Sie den Kristall einfach drei bis vier Stunden in die Sonne, oder Sie bitten Ihre Engel, den Kristall mit Lichtenergie zu reinigen.

Kristalle und Mineralien werden auch zur Unterstützung von Heilungsprozessen eingesetzt, und das nicht erst seit Neuestem. Schon die Alchimisten des Mittelalters waren der Ansicht, man könne mit bestimmten Mineralien »wohltuende Einflüsse« anziehen. Die Zuordnung zu den verschiedenen Erzengeln wird ab Seite 109 beschrieben.

Kapitel 3

Energetische Reinigung

Energie geht nicht verloren.
Hermann von Helmholtz, deutscher Physiologe und Physiker (1821–1894)

Jeder Kontakt mit Energien, Menschen oder geistigen Wesenheiten hinterlässt einen energetischen Fingerabdruck beziehungsweise eine bestimmte emotionale Schwingung. Masaru Emoto macht dies durch Fotografien von Wassermolekülen deutlich. Abhängig davon, mit welcher Energie das Wasser in Verbindung gebracht wurde (beispielsweise Liebe statt Hass), ändert sich die kristalline Struktur des Wassers und nimmt eine andere Form an, was auf Emotos Fotografien deutlich zu erkennen ist.

Auch alle Gegenstände, die wir in die Hand nehmen oder mit denen wir uns umgeben, sowie sämtliche Räume, die wir betreten oder in denen wir uns aufhalten, tragen einen energetischen Fingerabdruck. Manche Räume sind regelrecht verunreinigt oder verstimmt wie Musikinstrumente. Krankenhäuser, Friedhöfe, Flugplätze, Bahnhöfe, Kirchen, Kaufhäuser, U-Bahnen, Busse und andere öffentliche Verkehrsmittel bieten einen guten Nährboden für alle möglichen Energien und Wesenheiten, die sich an Menschen anhaften können wie

Kletten. Wenn die Frequenz unseres Energiekörpers nicht sehr hoch ist, weil wir beispielsweise gestresst sind, ist es wahrscheinlich, dass wir ohne es zu merken alle möglichen »Mitreisenden« aufsammeln. Dies geschieht häufig unbemerkt und kann mit einer Infektion durch Bakterien verglichen werden, die wir ja auch erst an den Symptomen bemerken.

Besetzungen stören das energetische Gleichgewicht und führen somit ebenfalls zu körperlichen Symptomen wie Schmerzen und organische Erkrankungen. Zum Teil äußern sie sich aber auch in seelisch-geistigen Störungen, dann nämlich, wenn die Gemütslage der besetzenden Seele auf den Menschen übertragen wurde. Man kann sich vorstellen, dass orientierungslose Seelen und Wesenheiten einen »Unterschlupf« und eine Energiequelle suchen. Die Lebensenergie des Menschen wird direkt angezapft. Daher sprechen manche auch von Energievampiren. Natürlich gibt es auch unter den lebenden, inkarnierten Personen »hungrige Geister« (ein Begriff aus dem Buddhismus) oder Energievampire, von denen man sich beispielsweise durch die energetische Trennung mit Erzengel Michael (siehe Seite 57) wieder befreien kann.

Eine gereinigte und gestärkte Aura wirkt wie ein natürlicher Schutzschild, doch sehr häufig hat dieser Schutzschild Löcher, die das Eindringen orientierungsloser Wesenheiten in die menschliche Aura möglich machen. Wer Alkohol und Drogen konsumiert, zieht Seelen an, die zu Lebzeiten ein Suchtproblem hatten und sich in der Aura eines Gleichgesinnten sehr wohl fühlen. Auch Stress, Ängste, negative Emotionen und Gedanken sowie mangelhafte energetische Reinigung machen Menschen empfänglich für Energievampire.

Wir alle waschen uns mehrmals am Tag die Hände, duschen, baden und wechseln täglich unsere Kleidung, denken aber meist nicht daran, unser Chakrensystem beziehungsweise unseren Energiekörper zu reinigen. Dabei ist ein verunreinigter Energiekörper meist der Hauptgrund für emotionale Verstimmungen, dafür, dass man sich »aus dem Gleichgewicht geraten« fühlt und der Beginn schwerer Depressionen und Krankheiten.

Es gibt zahlreiche Formen von energetischen Verunreinigungen, Anhaftungen, Besetzungen und negativen Einflüssen aus der geistigen Welt.

Wenn wir plötzlich ohne ersichtlichen Grund in eine bestimmte Emotion verfallen, sei es Wut, unerklärliche Trauer oder sonst etwas, können wir davon ausgehen, dass eine Seele versucht, ihre Emotionen durch uns zum Ausdruck zu bringen. Wir müssen also unbedingt lernen, mit solchen »fremden Emotionen« umzugehen.

Darüber hinaus besteht die Möglichkeit, dass sich Wesenheiten aus der negativen geistigen Welt an uns klammern. In solchen Fällen sprechen wir von Besetzung. Besonders sensible und ängstliche, aber auch medial veranlagte Menschen sind anfällig für Besetzungen. Auch wer ohne entsprechende Schulung bewussten Kontakt zur geistigen Welt aufnimmt, beispielsweise durch intensive Beschäftigung mit dem Ouija-Brett, mit Tarotkarten, automatischem Schreiben etc., läuft Gefahr, von Geistwesen besessen zu werden. Drogen- und/oder Alkoholmissbrauch erhöht diese Gefahr noch um ein Vielfaches.

Besetzungen stören das energetische Gleichgewicht und führen nicht selten zu krankhaften körperlichen und/oder seelisch-geistigen Symptomen.

Weitere Zeichen für die Anwesenheit einer Wesenheit oder einer orientierungslosen Seele sind niedriges Energieniveau, Suchtverhalten, therapieresistente Depressionen, Konzentrationsschwierigkeiten, Neigung zu Unfällen, Suizidgedanken, gotteslästerliche Gedanken.

In der Bibel finden wir zahlreiche Beispiele dafür, dass die Heilarbeit Jesu auch Austreiben negativer Geistwesen beinhaltete. Beispielsweise berichtet Lukas (8, 27–33) von der Heilung des besessenen Geraseners. Bei Markus (1:39) steht:

»Und er kam und predigte in ihren Synagogen in ganz Galiläa und trieb die bösen Geister aus.« Und bei Matthäus (10:1) lesen wir: »Und er rief seine zwölf Jünger zu sich und gab ihnen Vollmacht über die unsauberen Geister, dass sie die austrieben und heilten alle Krankheit und alle Gebrechen.«

Anhaftung von orientierungslosen Seelen und Wesenheiten

Verlässt eine Seele ihren physischen Körper in einem Zustand der Verwirrung oder Depression, befindet sie sich in einem niedrigen Schwingungszustand, der es ihr schwierig macht, sich zurechtzufinden und sich daran zu erinnern, dass sie nach dem Verlassen des Körpers dem Licht zustreben muss. Obwohl stets viele Lichtwesen da sind, die der Seele helfen wollen, ist sie nicht immer in der Lage, diese Hilfe zu sehen und anzunehmen.

Sehr viele Seelen bleiben in der Nähe der Erde, weil sie nicht mehr wissen, wohin sie gehen müssen. Sie heften sich auch an Menschen, von denen sie sich Hilfe erhoffen, und versuchen, durch deren Körper erneut zu leben. Dies ist ein Phänomen, das bei so genannten Lichtarbeitern häufig beobachtet werden kann. Lichtarbeiter sind Menschen, die sich oft zum spirituellen Heilen berufen fühlen, die anderen Menschen helfen wollen, an ihrer eigenen Bewusstseinsentwicklung arbeiten und sich im Prinzip wie Engel auf Erden verhalten, um den göttlichen Plan vom »Paradies auf Erden« Realität werden zu lassen. Wenn Sie sich von diesem Buch angesprochen fühlen und die vorgeschlagenen Meditationen und Übungen wirklich anwenden, liegt die Wahrscheinlichkeit, dass Sie ein Lichtarbeiter sind, bei nahezu hundert Prozent.

Während meiner Ausbildung am Institut für Geopathologie in Ahnatal habe ich viel über dieses Thema gelernt. Besetzungen gehören, ebenso wie Umweltbelastungen, geopathische Belastungen, Mykosen, Impfschäden oder unausgeheilte Herderkrankungen, zu den Therapieblockaden, die generell berücksichtigt werden müssen, denn solange sie nicht behoben sind, ist eine dauerhafte Heilung chronischer Leiden nicht möglich.

Die Geopathologie beschäftigt sich mit krankmachenden Strahlen und Strukturen der Erde, zum Beispiel Wasseradern, Gitterstrukturen, technischen Strahlungen, Störfeldern und so weiter. In Zusammenhang mit orientierungslosen Seelen möchte ich noch auf die so genannten negativen kosmischen Punkte hinweisen. Negative kosmische Punkte sind Orte, an denen sich orientierungslose Seelen und negative Wesenheiten bevorzugt aufhalten. Menschen, die einen negativen kosmischen Punkt in ihrem Schlafzimmer haben, sind häufig aggressiv oder depressiv und haben Albträume. Erfahrene und gut ausgebildete Geopatholgen können mögliche Störungsfelder mit einem Geotensor überprüfen. Wenn Sie die Vermutung haben, dass Ihr Schlafplatz gestört ist, sollten Sie Erzengel Raphael um die Entfernung der störenden Ursachen bitten. Das ist jedoch nicht immer möglich, denn auch die negative geistige Welt hat das Recht, sich an besonderen Plätzen aufzuhalten. Bitten Sie Erzengel Raphael in jedem Fall um Schutz vor den Auswirkungen dieser Störungen und umgeben Sie sich nachts mit Engeln und Erzengeln.

Auch Tierseelen können sich im Energiefeld des Menschen aufhalten, zum Beispiel die Seelen verstorbener Haustiere, die auch nach ihrem Ableben ständige Begleiter und treue Gefährten »ihres« Menschen sind. Mir sind jedoch keine gesundheitlichen Schäden durch Tierseelen bekannt.

Orientierungslose Seelen heften sich also aus ganz unterschiedlichen Gründen an Menschen, und im Prinzip kommt auch jeder Mensch dafür infrage. Denken Sie also bitte nicht: »Mir kann so was nicht passieren.« Jeder von uns sollte sich regelmäßig energetisch reinigen, um gesund und vital zu bleiben.

Meditation zur Entfernung orientierungsloser Seelen und Wesenheiten

Beginnen Sie jede Meditation mit einer vorbereitenden Basismeditation. Wählen Sie dafür einen Ort, an dem Sie nicht gestört oder unterbrochen werden können. Bringen Sie ein Schild an Ihrer Tür an – Bitte Ruhe, Meditation – und stellen Sie das Telefon ab. Der Ort, an dem Sie meditieren, sollte für Sie angenehm sein. Ideal ist ein heller, aufgeräumter Raum mit wenig Möbeln und vielleicht ein paar Engelbildern. Wenn Sie mögen, können Sie frische Blumen aufstellen, leise Meditationsmusik spielen und Räucherstäbchen oder Duftkerzen anzünden. Finden Sie Ihr eigenes Wohlfühlritual und die für Sie beste Tageszeit, zum Beispiel direkt nach dem Aufwachen oder unmittelbar vor dem Schlafengehen. Wenn Ihnen kein ganzer Raum zur Verfügung steht, reicht auch eine Ecke Ihres Schlafzimmers aus oder Sie suchen sich einen schönen Ort in der Natur, der dann allerdings nur bei passendem Wetter nutzbar wäre. Wichtig ist, dass der von Ihnen gewählte Ort hauptsächlich zum Meditieren genutzt wird. Mit der Zeit bildet sich dort ein Energiefeld mit immer höheren und feineren Schwingungen, die Ihre Meditation positiv unterstützen.

Machen Sie es sich an Ihrem besonderen Ort bequem. Sie können entweder aufrecht sitzen, wenn Sie beispielsweise dazu neigen, während der Meditation einschlafen, oder sich einfach hinlegen. Lassen Sie Ihre Arme entspannt zu beiden Seiten Ihres Körpers ruhen, und stellen Sie sicher, dass kein Kleidungsstück Sie stört oder einengt. Schließen Sie die Augen und atmen Sie zunächst mehrmals tief ein und aus. Beim Einatmen durch die Nase spüren Sie, wie frische Luft in Ihre Lungen eindringt. Dabei können Sie sich auch vorstellen, dass die eingeatmete Luft wie weißes Licht aussieht und Ihren Körper nach und nach völlig ausfüllt und reinigt. Halten Sie den Atem etwa drei Sekunden oder länger an.

Beim Ausatmen durch den Mund blasen Sie alle Anspannungen aus Ihrem Körper. Entspannen Sie Ihre Arme und Beine, jeden einzelnen Finger sowie alle Muskeln und lassen Sie sämtliche Alltagssorgen los. Stellen Sie sich vor, dass Ihr ganzer Kopf geleert wird, indem Sie einfach den Stöpsel ziehen, wie aus einer Badewanne. Und schon fließt das alte Badewasser (Ihre ganzen sorgenvollen Gedanken) aus Ihrem Kopf hinaus. Spüren Sie, wie Sie beim tiefen Ausatmen immer mehr entspannen und angestaute Emotionen (Sorgen und Ängste) Ihren Körper verlassen.

Dann vertiefen Sie diese Meditation, indem Sie die Engelatmung ausführen (Seite 70f.) und beginnen anschließend mit der folgenden Hauptmeditation (inspiriert von Priska Arnold-Dinkel).

- Richten Sie Ihr Bewusstsein zunächst auf Ihre innere göttliche Flamme oder göttliche Quelle. Visualisieren Sie diese als reines weiß-goldenes Licht, das sich in Ihrer Körpermitte befindet. Es sieht aus wie ein strahlender, heller Stern und wird daher auch Wesensstern genannt. Sehen Sie mit Ihrem geistigen Auge, wie sich das helle Licht aus der Körpermitte mit jedem Atemzug weiter ausdehnt. Nach mehrmaligem Ein- und Ausatmen erfüllt das Licht Ihren gesamten physischen Körper und dehnt sich immer weiter aus, bis es die Grenzen des physischen Körpers erreicht hat. Dann dehnt es sich in das ganze Körpersystem hinein aus, in Ihren Emotionalkörper, Ihren Mentalkörper und Ihren spirituellen Körper, bis es einen Durchmesser von etwa fünf bis acht Meter erreicht hat. Das sich ausdehnende Licht bildet schließlich eine große Lichtsäule, die bis zum Mittelpunkt der Erde reicht und bis ins Zentrum des Universums.
- Bitten Sie nun Ihre Engel, die Erzengel, Jesus Christus und all seine Helfer, den orientierungslosen Seelen und Wesenheiten den Weg in ihr Paradies zu zeigen. Das Paradies ist

nicht unbedingt das Reich des Lichts, denn nicht alle Seelen möchten ins Licht. Viele haben sogar Angst davor, weil sie denken, sie würden bestraft. Sie möchten einfach nur an einen Ort, wo sie sich wohl fühlen und der ihren Vorstellungen vom Paradies entspricht. Machen Sie also nicht den Fehler, den Seelen Ihr Paradies zu verordnen, sondern überlassen Sie es Jesus Christus und den Engeln, diese Seelen wegzuführen. Sie sind nur die Kontaktstelle, und die Lichtsäule, die Sie aufgebaut haben, dient lediglich als energetischer Fahrstuhl.

- Konzentrieren Sie sich weiter auf diese Lichtsäule und atmen Sie göttliches Licht tief ein und aus. Vielleicht müssen Sie auch gähnen und vielleicht laufen Ihnen sogar Tränen die Wangen hinunter. Dieser Prozess kann zehn bis zwanzig Minuten dauern.
- Stellen Sie sicher, dass alle Seelen aus Ihrer Aura und der Lichtsäule entfernt werden. Wenn sich besonders ängstliche Seelen an Sie klammern, öffnen Sie Ihr Herz noch etwas weiter und senden Liebe und Mitgefühl aus. Bitten Sie die Engel, die Angst dieser Seelen aufzulösen und den Grund für ihr Festhalten zu löschen. Dann können auch sie weggeführt werden.
- Handelt es sich um sehr hartnäckige Besetzer, so genannte Mächte der Finsternis, die nicht gehen wollen oder immer wiederkehren, suchen Sie bitte einen professionellen Therapeuten auf, der auf Geistbefreiung spezialisiert ist. Für solche Besetzungen kann es unterschiedliche Gründe geben, zum Beispiel Flüche, magische Angriffe oder die Weigerung, sich selbst und/oder anderen in dieser oder früheren Inkarnationen zu vergeben.

Energetischer Schutz

Der beste Schutz vor Besetzungen ist die oben und in Kapitel 4 beschriebene Frequenzerhöhung des Energiekörpers. Der Energiekörper, auch Aura genannt, ist für den geistigen Körper das, was das Immunsystem für den physischen Körper ist.

Wenn Sie absehen können, dass Sie sich an einen energetisch verunreinigten Ort begeben müssen (Krankenhaus, U-Bahn, Flughafen, Friedhof etc.) oder es mit kranken oder wütenden Personen zu tun bekommen, können Sie zusätzlich die folgende Visualisierung des weißen Lichts anwenden:

Stellen Sie sich vor, dass tief in Ihrem Solarplexus eine Miniatur-Sonne oder ein Stern glüht – ein strahlend helles weißes Licht. Diese Sonne oder Stern strahlt durch jede Zelle Ihres physischen Körpers und darüber hinaus in Ihren Energiekörper und bildet eine Hülle aus strahlend weißem Licht, das Sie voll und ganz umgibt und vor allem Negativen und Schädlichen schützt.

Wenn Sie mit dieser Technik vertraut sind, genügt ein kurzer Gedanke, um die Lichthülle zu aktivieren. Sie können sich beispielsweise vorstellen, dass Sie das Licht wie mit einem Lichtschalter einschalten, und sind augenblicklich geschützt. Diese Schutzhülle hält maximal zwölf Stunden lang und muss regelmäßig erneuert werden.

Sie können Ihre Schutzhülle und die Ihrer Klienten auch dadurch verstärken, dass Sie sich mit den Engeln verbinden (beispielsweise mit Erzengel Raphael) und eine Energiehülle aus grünem Licht visualisieren. Auch violettes Licht schützt vor Negativität und fremden Wesenheiten und wirkt gleichzeitig transformierend. Der aufgestiegene Meister Saint

Germain, der sicher einigen Lesern gut bekannt ist, bietet uns an, die violette Flamme zu visualisieren und mit ihrer Hilfe dunkle Energien in Licht zu transformieren. Mit rosafarbenem Licht kann man ebenfalls eine Schutzhülle aufbauen, beispielsweise mit der Intention, dass nur Liebe diese Hülle durchdringen kann.

Denken Sie immer an Ihre Intention und an die Engel und verbinden Sie diese Übung mit einem Gebet. Bitten Sie um göttlichen Schutz sowie um eine Heerschar von Engeln, die Sie beziehungsweise Ihren Klienten begleiten, und beten Sie das Vaterunser (siehe Seite 127). Wenn Sie kein Christ sind, können Sie auch ein anderes Schutzgebet oder eine geeignete Affirmation sprechen.

Ätherische Schnüre und Energieschläuche

Wenn wir beispielsweise aus Angst, Schuldgefühlen, Rache oder Trauer an bestimmten Personen festhalten, ist das so, als führten wir diese Menschen an spirituellen Hundeleinen. Ätherische Schnüre, die wir unbewusst aussenden, verbinden uns mit ihnen und bewirken eine gegenseitige energetische Beeinflussung. Je länger und intensiver die jeweilige Beziehung ist, desto dicker sind die Schnüre. Manche sehen aus wie die Benzinschläuche an einer Zapfsäule und erfüllen auch den gleichen Zweck, nämlich Energie abzusaugen.

Die meisten Menschen sind über solche energetischen Schnüre mit anderen Menschen verbunden: mit Eltern, Geschwistern, Lebenspartnern und Kindern. Personen, die in helfenden Berufen arbeiten, zum Beispiel Heiler, Ärzte, Krankenschwestern, Lehrer und Berater, weisen oft viele energetische Schnüre auf, die sie mit ihren Patienten, Schülern und Klienten verbinden.

Anders als die unzertrennlichen Bande, die durch Liebesenergie entstehen und Zeit und Raum überdauern, sind diese ätherischen Verbindungen höchst ungesund, denn sie machen, wie schon angedeutet, eine gegenseitige Beeinflussung möglich. Durch die Verbindungsschläuche können die Energien hin und her fließen, und da hier keine lichte Liebesenergie ausgetauscht wird, liegt auf der Hand, was passiert. Es kann zum Beispiel sein, dass die Person, mit der wir ätherisch verbunden sind, wütend und aggressiv ist. Dann fließt diese Energie ungefiltert in das System der angezapften Person ein und wirkt sich dort toxisch aus: Der angezapfte Mensch fühlt sich müde, depressiv und schwach und kann sogar krank werden. Er wird buchstäblich seiner Lebensenergie beraubt.

Wenn Sie sich also ohne sichtbaren Grund erschöpft und lethargisch fühlen und sogar körperliche Schmerzen haben (beispielsweise Rücken- oder Kopfschmerzen), sollten Sie sich unbedingt um die Entfernung aller ätherischen Schnüre kümmern, über die Sie negativ beeinflusst werden. Heiler, Ärzte, Therapeuten und Berater sollten nach jeder Behandlung und/oder jedem Beratungsgespräch die ätherischen Schnüre zu Patienten oder Klienten durchtrennen.

Wenn wir uns schuldig fühlen, lassen wir uns übrigens »freiwillig« anzapfen, um energetisch für unsere Schuld zu bezahlen. Auch wenn wir nicht verzeihen können, halten wir an Personen oder Situationen fest und haben ein »energetisches Leck«, aus dem wir Lebensenergie verlieren.

Kürzlich erzählte ich unserer Freundin Katharina einiges über die Bedeutung und die Auswirkungen ätherischer Schnüre. Sie klagte seit langem über Verspannungen in der Schulter und hatte häufig Kopf- und Rückenschmerzen. Nach unserem Gespräch machte sie jeden Tag die im Folgenden beschriebene Übung mit Erzengel Michael. Sechs Wochen später berichtete sie von den Erfahrungen, die sie gemacht hatte: »Am Anfang nahm ich wahr, dass die energetischen Schnüre meinen ganzen Körper wie eine Mumie eingehüllt hatten. Ich machte die Übung bei meinem täglichen Spaziergang im Garten, und es kam mir vor, als könne ich wegen der Schnüre nur ganz kleine Schritte machen. Im Laufe der Zeit trennte Erzengel Michael immer mehr Schnüre durch: erst die um meine Füße, dann die um meinen Hals und schließlich die dicken Schnüre an meinem Rücken. Von Tag zu Tag fühlte ich mich freier. Meine Schmerzen verschwanden, und ich spürte, dass ich immer mehr Energie hatte.«

Katharina berichtete außerdem von den Veränderungen, die in der Beziehung mit ihrem Freund Detlef stattgefunden hatten. Ich wusste bereits, dass Detlef seit zehn Jahren auf Katharinas Kosten in ihrem Haus lebte und nicht arbeitete. In dem Maße, in dem Katharina sich auch von den unguten energetischen Schnüren befreien konnte, die sie mit Detlef verbunden hatten, veränderte sich ihre Beziehung. Detlef wurde unruhig. Er wusste nichts über Katharinas energetische Arbeit, aber er nahm eine unerklärliche Veränderung an ihr wahr. Nach vier Wochen erklärte er Katharina, dass er so nicht weitermachen könne. Er suchte sich Arbeit und eine eigene Wohnung. Katharinas lang ersehnter Wunsch war in Erfüllung gegangen, und ihre Freundschaft mit Detlef entwickelte sich von nun an sehr positiv.

Auch zu ehemaligen Freunden oder Intimpartnern bestehen energetische Schnüre, und zwar so lange, bis sie bewusst durchtrennt werden. Oftmals sind diese Schnüre der Grund dafür, dass Menschen nach einer Trennung keinen neuen Partner finden können. Dann pflegen sie zu sagen: »Ich komme einfach nicht von ihm/ihr los.«

So ging es auch Petra, einer gut aussehenden Kosmetikerin. Ihre Beziehung zu Klaus war mal wieder beendet, diesmal endgültig, wie sie dachte. Petra hatte Klaus aus guten Gründen schon dreimal verlassen, aber am Ende hatte sie ihm seine »Ausrutscher« mit anderen Frauen immer wieder verziehen und war zu ihm zurückgekehrt. Obwohl diese letzte Trennung nun schon vier Monate her war, dachte sie täglich an ihn. »Vermisst er mich denn gar nicht, hat er mich jemals geliebt?« Das waren die quälenden Fragen, die ihr schlaflose Nächte bereiteten. Während ich Petra behandelte, stellte sich heraus, dass von ihrem Herzchakra und ihrem Basischakra jeweils eine dicke, schwarze Energieschnur ausging, die sie mit Klaus verband. Sie hatte ihn seit Monaten nicht gesehen und auch nichts von ihm gehört. Nachdem diese energetischen Schnüre mithilfe des Erzengels Michael durchtrennt worden waren, ging es Petra sofort besser. Sie konnte erstmals wieder durchschlafen und dachte den ganzen nächsten Tag überhaupt nicht an Klaus. Da klingelte das Telefon. Klaus war dran und wollte nach vier Monaten des Schweigens »nur mal hören, wie es so geht …«

Das ist recht typisch. Nach einer erfolgreichen energetischen Trennung spüren die Menschen, die sich ihrer Energien bedient haben, dass eine Veränderung stattgefunden hat, und möchten sich wieder einklinken. Das läuft in den meisten Fällen natürlich völlig unbewusst ab. Petra hatte in den letzten Monaten viel dazugelernt und sich ganz von ihren alten Mustern und Programmen befreit. Sie war nun in der Lage, sich selbst zu lieben und Klaus wirklich zu verzeihen. Eine Neuauflage des alten Beziehungsdramas kam für sie jedoch nicht mehr infrage. Ein Jahr später zog sie mit ihrem neuen Freund nach Mallorca.

Durchtrennung und Schutz mit Erzengel Michael

Beginnen Sie wieder mit der vorbereitenden Basismeditation (siehe Seite 48 f.), bis Sie völlig entspannt sind, und verbinden Sie sich während der Übung »Engelatmung« (siehe Seite 70 f.) bewusst mit Erzengel Michael. Er hat ein blaues Lichtschwert, mit dem er alle negativen energetischen Verbindungen durchtrennen kann. Wenn Sie Schwierigkeiten haben, sich ein Lichtschwert vorzustellen, denken Sie einfach an die Lichtschwerter der Jedi-Ritter in den *Star-Wars*-Filmen.

Spüren Sie die Anwesenheit von Erzengel Michael im Raum. Er kommt sofort, und Sie können formlos um seine Hilfe bitten, indem Sie zum Beispiel sagen: »Erzengel Michael, ich brauche deine Hilfe, bitte komm mit deinem Lichtschwert und durchtrenne alle negativen energetischen Verbindungen zu Personen, Situationen, Orten und Objekten, die schädlich für mich sind und mich meiner Lebenskraft berauben. Versiegele diese Stellen und hilf mir, einen energetischen Schutz aufzubauen, damit eine erneute Bildung von schädlichen energetischen Verbindungen verhindert wird.«

Sie können auch ganz gezielt um das Durchtrennen der energetischen Verbindungen zu einzelnen Personen bitten, zum Beispiel zu Ihrem Vater, Ihrer Mutter, einem Ihrer Geschwister, Ihrem Expartner oder Exehegatten. Fühlen Sie, wie die ätherischen Schläuche und Schnüre durchtrennt werden. Stellen Sie sich vor, wie Ihr Körper und Ihre Aura mit einem dicken weißen, für Negativität undurchdringlichen Energieschaum versiegelt wird, ähnlich der Hohlraumversiegelung beim Auto.

Sie können auch darum bitten, dass die energetisch von Ihnen getrennten Personen mit der göttlichen Quelle verbunden und geheilt werden.

Wenn Sie feststellen, dass Sie dazu neigen, diese energetischen Verbindungen Ihrerseits immer wieder aufzubauen, sollten Sie mit der in Kapitel 14 beschriebenen Lösungsformel der Engel arbeiten und die Ursachen dafür transformieren.

Reinigung der Aura durch Salzbäder

Eine gründliche energetische Reinigung der Aura erreichen Sie durch ein Vollbad mit Salz vom Toten Meer (in Drogeriemärkten erhältlich).

- Schütten Sie ein Pfund Salz in eine Badewanne voll Wasser.
- Baden Sie etwa zwanzig Minuten lang im warmen Salzwasser. Drehen Sie sich auch auf den Bauch, um das Herzchakra zu reinigen, und gehen Sie mehrmals kurz mit dem Kopf unter Wasser, damit auch das Stirnchakra und das Kronenchakra gereinigt werden.
- Duschen Sie sich hinterher gründlich ab.

Anschließend fühlen Sie sich energetisiert und wie neu geboren. Diese Methode ist sehr effektiv und Sie können sie bei Bedarf täglich anwenden. (Bitte nicht kurz vor dem Schlafengehen, es sei denn, Sie wollen noch nicht so schnell einschlafen.)

Methoden zur energetischen Reinigung von Wohn- und Behandlungsräumen

Die energetische Reinigung der Räume, in denen Sie leben und arbeiten, ist ebenso wichtig wie alle bisher vorgestellten Methoden. Wie häufig Sie die Räume reinigen müssen, hängt natürlich von der Frequentierung ab und davon, was darin geschieht. Praxisräume müssen häufiger gereinigt werden als Schlaf- oder Meditationsräume. Bei jeder energetischen Reinigung, die Sie durchführen, sollten Sie die geistige Welt um Hilfe bitten.

Smudging

Das *Räuchern mit weißem, getrocknetem Salbei* stammt aus dem nordamerikanischen Schamanismus und wird auch zur Reinigung der menschlichen Aura angewandt. Man bezeichnet diese Methode als *Smudging.*

- Bevor Sie anfangen, öffnen Sie Fenster und Türen, auch Schranktüren und die Türen möglicher Abstellkammern, damit der Rauch überall hinkommt.

- Dann geben Sie eine Hand voll Salbei in eine feuerfeste Schale, zünden ihn an und fächeln ein wenig Luft über die brennenden Blätter, sodass Rauch entsteht. Sorgen Sie für sichtbare Rauchentwicklung und gehen Sie mit der Räucherschale durch alle Räume. Der Rauch wird von negativen Geistwesen und krankmachenden Energien als unangenehm empfunden und sie verlassen zusammen mit dem abziehenden Rauch Ihre Räumlichkeiten.
- Räuchern Sie jeden Raum etwa zehn Minuten lang. Dann ist der Reinigungsprozess beendet.
- Danken Sie Ihren geistigen Helfern und bitten Sie um energetischen Schutz für Ihre Räume.

Sie können diese Methode wiederholen, so oft sie möchten. Für Praxisräume oder Seminarräume, in denen es um Heilung geht, empfiehlt sich die tägliche Reinigung beziehungsweise die Reinigung nach jeder Benutzung.

Der brennende Topf

Eine meiner Lieblingsmethoden ist der so genannte brennende Topf, eine gründliche Reinigung auf allen Energieebenen. So wie besonders verschmutzte Wäsche mit einem speziellen Fleckloser behandelt werden muss, gibt es auch energetische Verunreinigungen, die am besten mit dieser Methode behandelt werden. Bei einem großen Haus empfiehlt es sich, diese Reinigung in jedem Zimmer durchzuführen. Bei einer kleinen Wohnung (bis vierzig Quadratmeter) genügt es, sie in der Mitte der Wohnung durchzuführen.

- Bevor Sie anfangen, öffnen Sie sämtliche Fenster und Türen, auch Schranktüren und die Türen möglicher Abstellkammern.
- Stellen Sie einen feuerfesten Untersetzer, zum Beispiel eine große Bratpfanne, in die Mitte des Raumes. Darauf stellen Sie einen kleineren Topf, dessen Boden Sie mit einer etwa ein Zentimeter hohen Schicht Magnesiumsulfat bedecken.
- Darüber schütten Sie hochprozentigen reinen Alkohol (etwa 80 % Vol.). Der Alkohol sollte etwa ein bis zwei Zentimeter über dem Salz stehen.
- Werfen Sie nun ein brennendes Streichholz in den Topf. Vorsicht! Es könnte eine Stichflamme geben. Die Flammen lodern hoch und haben unterschiedliche Farben. Je nach Energie, die transformiert wird, können sie blau, grün, orange, gelb und so weiter sein. Manchmal sehen sie aus wie ein kleiner Energiewirbel, der sich sehr schnell dreht und kraftvoll alle unerwünschten Energien im Raum transformiert.
- Wenn die Flammen erloschen sind, ist die Reinigung beendet und die Atmosphäre des Raumes fühlt sich klar an.
- Danken Sie Ihren geistigen Helfern und bitten Sie um energetischen Schutz für Ihre Räume.

Sie können diese Methode wiederholen, so oft Sie möchten. Für Praxisräume oder Seminarräume, in denen es um Heilung geht, empfiehlt sich die Reinigung mindestens einmal wöchentlich, sofern der Raum zusätzlich täglich beziehungsweise nach jeder Benutzung mit anderen Methoden energetisch gereinigt wird.

Salzwasser

Wenn Sie pro Tag mehrere Klienten empfangen, empfiehlt es sich, eine mittelgroße Schüssel mit Salzwasser (Salz vom Toten Meer im Verhältnis 1:3 in Wasser gelöst) entweder unter den Behandlungstisch oder in eine Ecke des Raumes zu stellen. Bitten Sie Erzengel Michael und seine Helfer, darüber zu wachen, dass krankmachende und störende Energien, die aus irgendeinem Grund nicht während der Behandlung transformiert werden können, in dem Salzwasser aufgefangen werden. Das Salzwasser wird nach jedem Patienten erneuert. Häufig kann eine Verfärbung beobachtet werden, bei starker energetischer Verschmutzung sieht das Wasser braun aus. Gießen Sie es in die Toilette und benutzen Sie es bitte nicht zum Blumengießen!

Alte Energien loslassen

Obwohl jeder von uns seinen eigenen, ganz individuellen Weg der spirituellen Entwicklung und Heilung geht, gibt es bestimmte Meilensteine, die jeder von uns auf diesem Weg passieren muss. Einer davon heißt Loslassen. Nur indem wir uns von alten Dingen, Emotionen und Energien trennen, schaffen wir Platz für Neues.

Viele meiner Klienten sehnen sich nach etwas Neuem: einem neuen Beruf, einem neuen Partner, einem neuen Haus. Manchmal scheinen im Leben der Menschen Jahre zu vergehen, in denen scheinbar nichts geschieht. Dann fragen sie mich: »Wie kann ich mein Leben ändern?« Drei Dinge möchte ich Ihnen an dieser Stelle bewusst machen:

- Wenn Sie etwas verändern wollen, arbeiten Sie gegen Ihre eigenen Programme.
- Sie werden es nicht leicht haben, weil Sie von den gleichen alten Energien umgeben sind.
- Sie müssen gegen Ihre unbewusste Angst vor Veränderungen ankämpfen.

Eine der größten, ganz natürlichen Ängste ist die Angst vor dem Neuen und Ungewohnten. Nicht nur wir Menschen haben diese Angst, sondern auch andere intelligente Lebewesen wie beispielsweise Delfine.

Für das bei Touristen beliebte Schwimmen mit Delfinen wird ein Bereich einer Meeresbucht mit einem Gatter eingezäunt. Dort können sich die Tiere aufhalten, werden gefüttert und bekommen Besuch von Touristen, die sie anfassen und mit ihnen schwimmen. Sobald sich die Tiere an das Leben in diesem eingezäunten Bereich gewöhnt haben, könnte man das Gatter auch öffnen, die Delfine würden nicht hinausschwimmen. Sie sind anders programmiert und ihre Angst vor einem neuen Lebensraum ist größer als ihr Wunsch, in Freiheit zu leben.

Haben Sie schon einmal festgestellt, dass Sie zu neunzig Prozent immer die gleichen Lebensmittel im selben Geschäft kaufen? Dass Sie Lieblingsessen, Lieblingsbeschäftigungen und Lieblingsschmusedecken haben? Auch hier laufen unbewusste Programme ab.

Eine typisch deutsche Institution ist der Stammtisch oder die Stammkneipe. Wir fühlen uns einfach wohl am immer gleichen Ort und mit den immer gleichen, bekannten Gesichtern. Wir haben einen energetischen Stamm und sind in unserem Umfeld verwurzelt. Kennen Sie das Sprichwort »einen alten Baum verpflanzt man nicht«? Bei unerwünschten Veränderungen wie Arbeitslosigkeit, Scheidung oder dem Verlust eines lieb gewonnen Menschen werden Wurzeln verletzt oder ganz herausgerissen. Das Energiefeld des betreffenden Menschen sieht dann auch entsprechend aus. Dies gilt auch für unfreiwillige Entziehungskuren von Drogen oder Alkohol. Damit das jeweilige Problem wirklich langfristig heilen kann, müssen die Wurzeln entfernt werden. Wenn Sie die Wurzeln für Krankheiten oder Probleme von den Engeln herauslösen lassen, sieht Ihr Energiefeld klar und rein aus, da lichtvolle Lebensenergie in die Zellen der DNS und des Energiekörpers fließen.

Wollen Sie wirklich Veränderungen in Ihrem Leben? Es gibt viele Partnerschaften, die seit langem nicht mehr funktionieren, doch wenn die Angst vor Veränderung größer ist als der Ärger über die unangenehmen Dinge im Beziehungsalltag, bleibt alles beim Alten.

Wenn Sie die Angst vor Veränderung überwinden und sich wirklich von jemandem oder etwas trennen beziehungsweise Raum für Neues schaffen möchten, können Sie schon heute damit beginnen. Lassen Sie alte Energien ganz bewusst los, indem Sie alle Schränke, den Keller und die Garage gründlich ausmisten. Trennen Sie sich von alten Schuhen und Kleidungsstücken, von Briefen, Papierkram und Büchern, die Sie nie mehr lesen werden, von geerbten Gegenständen und Geschenken (sie tragen die energetischen Muster ihrer Vorbesitzer). Kaufen Sie Lebensmittel ein, die Sie noch nie probiert haben, verändern Sie Ihren Haarschnitt, tun Sie Dinge, die Sie nie zuvor gemacht haben. Indem Sie diesen Prozess in Gang setzen, verändern Sie die Energien in Ihrem Leben und schaffen Platz für Neues. Wenn Sie besondere Schwierigkeiten haben, sich von ihren Besitztümern zu trennen, möchte ich Sie mit folgender Geschichte zum Nachdenken veranlassen: Ein Tourist übernachtet in einem Kloster. Er wundert sich über die ärmliche Einrichtung und fragt einen Mönch: »Wo habt ihr eure Möbel?« »Wo haben Sie denn Ihre?«, fragt der Mönch zurück. »Meine?«, fragt der Tourist verwundert. »Ich bin doch nur auf der Durchreise!« »Eben«, antwortet der Mönch, »das sind wir auch.«

Friederike hatte eine schmerzliche Scheidung hinter sich und war seit drei Jahren Single. Weil sie sich nun einen neuen Partner wünschte, war sie in meine Praxis gekommen. Friederike war eine sehr attraktive dunkelhaarige Frau mit schönen braunen Augen und konnte nicht verstehen, warum sich offenbar kein Mann für sie interessierte. Sie war gut gekleidet und trug eine außergewöhnliche Kette aus großen echten Perlen.

Nachdem wir eine energetische Heilung mit den Engeln durchgeführt hatten, sprach ich sie auf ihre Perlenkette an, die ein auffällig anderes energetisches Muster hatte. Friederike erklärte mir, diese Kette sei ein Geschenk Ihres Mannes zum ersten Hochzeitstag gewesen und das Einzige, was ihr aus der siebenjährigen Ehe geblieben war. Die Kette war sicher sehr wertvoll, aber sie trug das energetische Muster ihres Exmannes. Die Erinnerungen blockierten ihr Herzchakra und deswegen konnte sie keine neue Beziehung eingehen. Daher gab ich ihr den Rat, diese Kette zu verschenken.

»Verschenken?«, fragte sie ungläubig. Ich erklärte ihr, wenn sie Geld dafür bekäme, sei dies nur eine andere Form derselben Energie. Friederike verstand und stiftete die Kette für einen Wohltätigkeitsbasar zugunsten sozial schwacher Familien. Dort kaufte sie ein junger Mann als Hochzeitsgeschenk für seine Braut. Friederike wurde zur Hochzeitsfeier eingeladen und lernte dort ihren zukünftigen Ehemann kennen.

KAPITEL 4

Im Kontakt mit den Engeln heilen

Was ist die Weisheit eines Buchs
gegen die Weisheit eines Engels?
Friedrich Hölderlin, deutscher Dichter (1770–1843)

Wie die Engel mir mitgeteilt haben, ist eine intensive Atmung die einfachste Methode zur Erhöhung der eigenen Frequenz. Der Atem reinigt unseren Energiekanal, der wie ein Schornstein funktioniert. Der zusätzliche Sauerstoff erleichtert den Transport von Informationen in unsere Zellen sowie den Abtransport von Energien und Informationen, die uns nicht mehr dienen, aus unserem System.

Über die Atmungsorgane wird das Blut mit Sauerstoff versorgt, und mit dem Blut wird dieser Sauerstoff im gesamten Organismus verteilt. Die Kapazität der Transportwege und die Qualität der gelieferten Stoffe, beispielsweise der Neuropeptide, einschließlich der mitgelieferten Energien und Informationen, sind entscheidend für die Gesundheit des Körpers und das Energieniveau all seiner Zellen. Die aus meiner Sicht wichtigste Voraussetzung für die Gesundheit des ganzen Körpers ist, dass die Kommunikation der einzelnen Organe und Zellen untereinander optimal funktioniert. Wenn diese Kommunikation gestört ist, kommt es zu Missverständnissen und Versorgungsengpässen, und dadurch werden jene Kettenreaktionen ausgelöst, die den Körper letztlich aus dem physischen beziehungsweise energetischen Gleichgewicht bringen. Die Kraft und die Energie der unterdrückten Emotionen und unbewusst ablaufenden Programme sind meiner Einschätzung nach die Hauptverursacher einer solchen Kommunikationsstörung. Selbst wenn wir noch so gute Absichten für unsere Gesunderhaltung haben, werden die unterdrückten Emotionen und unbewusst ablaufenden Programme immer wieder für Fehlmeldungen im Organismus sorgen, wenn sie nicht aufgelöst werden. Dazu mehr ab Seite 78.

Die Lunge ist nicht nur ein Luftfilter, sondern auch ein Filter für Informationen, und mit der richtigen Intention und der passenden Energie kann eine gestörte innerkörperliche Kommunikation wieder ins Gleichgewicht gebracht werden. Können Sie sich vorstellen, dass durch das Auflösen alter Energien in Verbindung mit Intention, Engelatmung und Energieübertragung der Engel das Energiefeld des Menschen gereinigt, freie Radikale ausgeleitet, psychische und energetische Blockaden gelöst und scheinbar chronische Krankheiten im wahrsten Sinne des Wortes »weggeblasen« werden können?

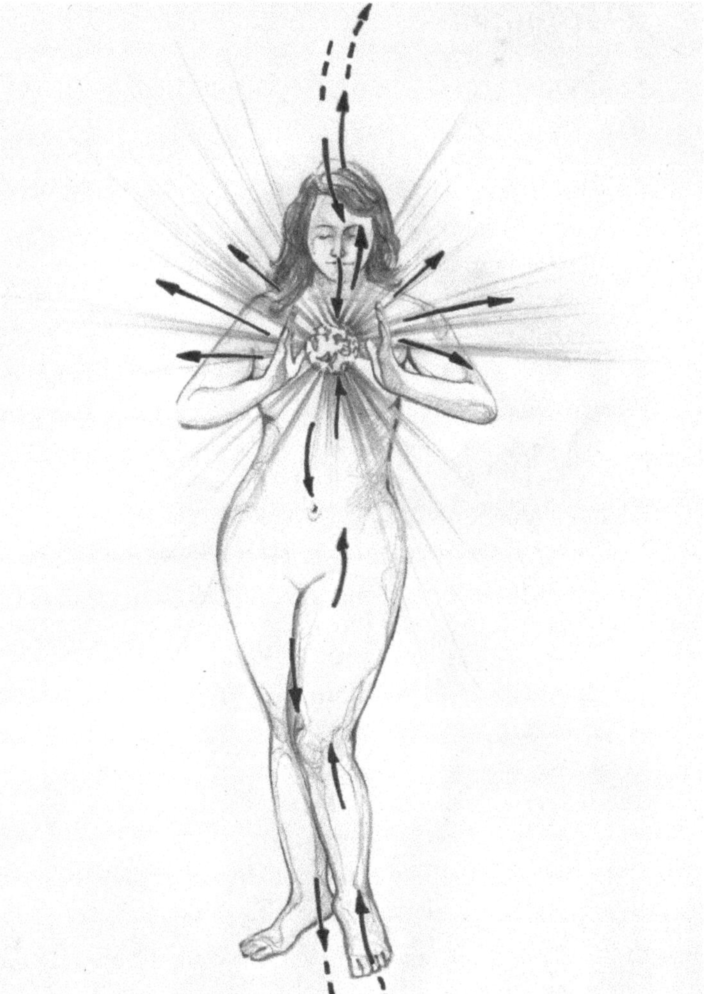

Engelatmung

Engelatmung

1. Entspannen Sie sich, indem Sie drei- bis viermal langsam und tief ein- und ausatmen: Sie atmen durch die Nase ein … und durch den Mund wieder aus. Lassen Sie Ihren Kopf ganz leer werden. Lassen Sie alle Gedanken los. Entspannen Sie alle Muskeln.
2. Stellen Sie sich nun vor, dass die Luft, die Sie einatmen, aus lauter kleinen weißen Lichtmolekülen besteht. Diese Lichtmoleküle sehen aus wie kleine Flaschenbürsten mit hell strahlenden Borsten … und sie sausen durch Ihren Energiekanal und reinigen ihn.
3. Führen Sie nun langsam Ihre Handflächen zusammen. Wenn zwischen Ihren beiden Händen nur noch etwa zehn Zentimeter Abstand ist, werden Sie einen kleinen Widerstand spüren, einen orangengroßen Energieball, den Sie ganz deutlich zwischen Ihren Handflächen fühlen können. Lassen Sie diesen Energieball zunächst spielerisch zwischen Ihren Händen kreisen.

   Ihr Atem und Ihre Gedanken folgen dem Energieball!
4. Wenn Sie das nächste Mal einatmen, bringen Sie den Energieball mit der Kraft Ihrer Vorstellung in Ihr Solarplexus-Chakra (am Bauchnabel).
5. Dann atmen Sie aus und lassen den Energieball mit dem Ausatmen durch die untere Hälfte Ihres Körpers wandern, bis in den Mittelpunkt der Erde. Dort wird er nochmals transformiert und mit allen Mineralien, Vitaminen, Spurenelementen und Energien aufgeladen, die Ihr Körper braucht.

6. Nun atmen Sie erneut ein, und wie ein Baum, der Nährstoffe aus der Erde zieht, saugen Sie den Energieball mit dem Atem aus der Erde. Bei diesem Atemzug wandert der transformierte Energieball sehr schnell nach oben, durch Ihren ganzen Körper beziehungsweise Ihren Energiekanal. Wenn er am Kopf angelangt ist, …
7. … atmen Sie aus und fühlen dabei, wie der Energieball durch Ihr Kronenchakra bis in den Mittelpunkt des Universums fliegt, zur göttlichen Quelle. Dort lädt er sich mit göttlicher Energie auf.
8. Während Sie die Energie wieder einatmen, bitten Sie Gott, Ihnen in diesem Energieball auch jene Engelenergien zu senden, die im Moment am hilfreichsten für Sie und/oder die Behandlung Ihres Klienten sind. Engel, die Ihnen bekannt sind, können Sie auch direkt mit ihrem Namen anrufen.
9. Atmen Sie aus und stellen Sie sich dabei vor, wie die Engelenergien als helle, weiße oder farbige Lichtstrahlen beziehungsweise Kugeln aus dem Energieball durch Ihren Energiekanal fließen und aus Ihren Händen austreten.
10. Nehmen Sie wahr, dass auch um Sie herum ganz viele Engel sind, die Ihren Klienten behandeln.

Wiederholen Sie die Schritte 4 bis 10 zweimal und stellen Sie sich dabei vor, dass der Energieball immer größer wird und sich mindestens zwei bis drei Meter über Ihren physischen Körper hinaus ausdehnt. Nehmen Sie wahr, wie die Engelenergien Formen annehmen. Wie ein Flaschengeist, dessen Energie verschiedene Formen annehmen kann, können auch die Engel in unterschiedlichen Erscheinungsformen auftreten.

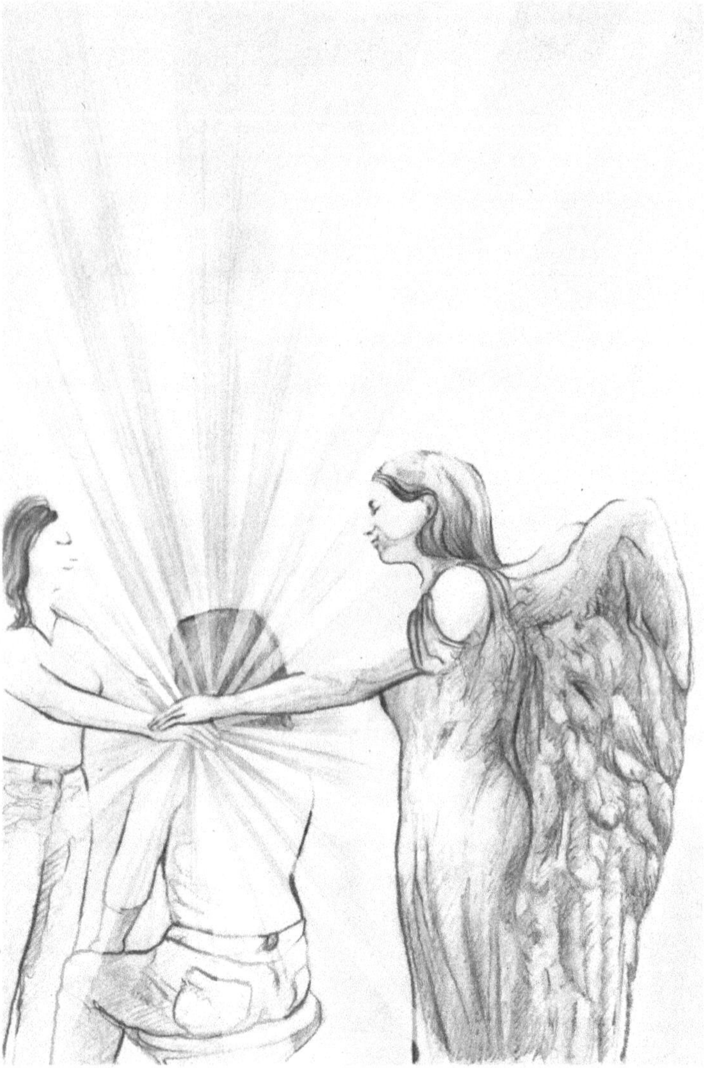

Nehmen Sie nun wahr, wie ein Engel oder auch oder mehrere die Hände auf Ihre Hände legt und wie dadurch ein noch intensiveres Energiefeld entsteht … und lassen dieses Bild wieder los. Während der gesamten Behandlung atmen Sie wie oben beschrieben. Der Energieball (Ihr Atem) wandert regelmäßig durch Sie hindurch, vom Mittelpunkt der Erde bis zur göttlichen Quelle, und tritt aus Ihren Händen wieder aus. Regulieren Sie die Intensität Ihrer Atmung nach Ihrem persönlichen Ermessen. Lassen Sie den Atem in Ihrem eigenen Rhythmus ganz natürlich fließen, und achten Sie darauf, dass Sie die Energie beim Ausatmen spürbar durch Ihre Hände fließen lassen.

Erst dann legen Sie Ihre Hände auf den Körper Ihres Klienten. Nun ist Ihr Engel-Empfänger eingeschaltet. Sie fühlen, wie die Engelenergien durch Ihren Energiekanal fließen. Sie können Botschaften empfangen und Heilenergien weiterleiten. Entspannen Sie sich und entwickeln Sie ein Gefühl für die Engelenergien. Während der gesamten nun folgenden Behandlung behalten Sie die Engelatmung bei und halten die Intention aufrecht.

Behandlung bei körperlichen Schmerzen

1. Wenn Ihr Klient körperliche Schmerzen hat, legen Sie Ihre Hände auf die schmerzende Stelle, und zwar nur ganz leicht und vorsichtig. Die Berührung ist sehr sanft. Entspannen Sie Ihre Hände und stellen Sie sich dabei die ganze Zeit den hell leuchtenden Energieball zwischen

Ihren Händen vor. Die Energie fließt zwischen Ihren Händen hin und her und durchströmt die schmerzende Stelle beziehungsweise das Organ von beiden Seiten. Dadurch dass Sie den schmerzenden Bereich zwischen Ihre Handflächen nehmen und der Energieball diesen Bereich umschließt, erzeugen Sie ein starkes Resonanzfeld. Die Energien in dem Organ beziehungsweise in den Zellen erhöhen sich.

2. Fragen Sie Ihren Klienten, wie intensiv seine Schmerzen sind oder was er empfindet. Lassen Sie ihn die Intensität seiner Schmerzen auf einer Skala von 1 bis 10 einschätzen. Bei 10 sind die Schmerzen am intensivsten, bei 1 am schwächsten. Überprüfen Sie nach jeweils fünf bis zehn Minuten, ob die Schmerzen nachlassen und was der Klient empfindet. Lassen Sie Ihre Hände etwa zehn bis fünfzehn Minuten lang an einer Stelle.
3. Bitten Sie die Engel dann, die Ursache dieser Schmerzen zu heilen, und achten Sie dabei auf Bilder und Botschaften, die Sie empfangen. Teilen Sie Ihrem Klienten mit, was Sie auf diese Weise erfahren haben, und lassen Sie sich von Ihrem Klienten berichten, was er wahrnimmt. (Arbeiten Sie an der Auflösung möglicher emotionaler Ursachen und Glaubensmuster, siehe unten.)
4. Wenn sich der Schmerz verlagert oder verändert, folgen Sie Ihrer Intuition und der Führung der Engel und gehen mit Ihren Händen an eine andere Stelle. Wenn Sie spüren, dass sich die Energieschwingung der behandelten Stelle der Energiequalität Ihrer Händen angepasst hat (wenn der Schwingungslevel also gleich ist), können Sie die Behandlung als abgeschlossen betrachten.

Lisa (51) hatte starke Probleme mit ihrer linken Hüfte. Manchmal konnte sie vor Schmerzen sogar kaum gehen. Die Energiebehandlung tat ihr gut und schon nach etwa zehn Minuten war sie schmerzfrei. Die Engel arbeiteten mit viel grünem und goldenem Licht, und Lisa konnte dies ganz genau beschreiben. Sie sah Lichtspiralen um ihren ganzen Körper kreisen, obwohl meine Hände die ganze Zeit auf ihrer Hüfte liegen blieben. Während der Behandlung empfing ich die Botschaft: »drei Jahre alt.« Wie immer vertraute ich voll und ganz den Engeln und ließ meine eigenen Erfahrungen und Vorstellungen komplett beiseite. Obwohl ich persönlich keine Erinnerungen an die Zeit habe, in der ich drei Jahre alt war, fragte ich mutig: »Lisa, kannst du dich daran erinnern, was in deinem Leben passiert ist, als du drei Jahre alt warst?« Lisa brach überraschenderweise sofort in Tränen aus und sagte schluchzend: »Und ob ich das weiß. An meinem dritten Geburtstag war meine Mutter im Krankenhaus, weil meine Schwester geboren wurde. Keiner hat sich an diesem besonderen Tag um mich gekümmert. Mein Vater war auch im Krankenhaus und eine Nachbarin passte auf mich auf. Ich bekam keine Geschenke, und alles drehte sich nur um das Baby.« Dieser an ihrem dritten Geburtstag verursachte emotionale Schmerz steckte noch heute in Lisas Energiekörper und hatte die Schmerzen in der Hüfte verursacht. Die Engel arbeiteten weiter mit ihr, führten sie durch eine Visualisierung, und Lisa konnte ihrer Schwester und ihren Eltern endlich verzeihen. Die blockierende Energie löste sich und Lisa war fortan schmerzfrei.

Behandlung bei emotionalen Schmerzen und Blockaden

Wie das letzte Fallbeispiel eindrucksvoll deutlich gemacht hat, führt die Energie unterdrückter Emotionen und psychischen Leidens häufig zu körperlichen Problemen (siehe auch Teil 2 dieses Buches). Daher ist es wichtig, diese Energie zu transformieren, bevor sie den physischen Körper krank machen kann.

1. Legen Sie Ihre Hände ganz leicht und vorsichtig auf die Vorder- und Rückseite des Herzchakras Ihres Klienten. Die Berührung ist sehr sanft. Entspannen Sie Ihre Hände und stellen Sie sich dabei die ganze Zeit den hell leuchtenden Energieball zwischen Ihren Händen vor. Die Energie fließt zwischen Ihren Händen hin und her und durchströmt dabei das Herzchakra.
2. Stellen Sie sich nun vor, wie sich das Herzchakra Ihres Klienten öffnet, wie die schmerzhaften, angestauten Emotionen frei werden (häufig fließen dabei Tränen) und wie die Engel das Chakra reinigen und mit liebevollen und lichten Engelenergien erfüllen.
3. Sprechen Sie über die Bilder und Botschaften, die Sie empfangen.
4. Prüfen Sie, ob störende energetische Verbindungen vorhanden sind. Wenn ja, lösen Sie diese.
5. Helfen Sie Ihrem Klienten, dem Verursacher/den Verursachern der leidvollen Erfahrungen zu verzeihen. Setzen Sie dafür Visualisierungen und von den Engeln geführte Meditationen ein.

6. Arbeiten Sie auf die gleiche Weise mit allen anderen Chakren. Bitten Sie jeweils die entsprechenden Engel zu Hilfe, arbeiten Sie mit den entsprechenden Farben und berücksichtigen Sie die dazugehörigen Themen.

Martina (32) hatte keine körperlichen Beschwerden. Im Prinzip ging es ihr gut, jedenfalls an der Oberfläche. Doch jenseits dessen, was für andere Menschen sichtbar war, litt sie unter großen emotionalen Schmerzen, die sie tief in ihrem Herzen vergraben hatte. (Anmerkung: Seien Sie besonders vorsichtig bei Klienten, die angeblich überhaupt keine Probleme haben!) Ich behandelte Martinas Herzchakra etwa zwanzig Minuten lang. Plötzlich spürte sie einen drückenden Schmerz in der Brust und sagte: »Ich habe Angst. Ich fühle mich, als würde ich den Boden unter den Füßen verlieren. Mir ist kalt. Ich möchte lieber aufhören.«

Die Engel ermunterten mich jedoch weiterzumachen, und ich versicherte Martina, sie könne sich darauf verlassen, dass die angestauten Gefühle zu ihrem Wohl losgelassen würden. Martinas Herzchakra öffnete sich und sie brach in Tränen aus. Zehn Minuten lang heulte sie Rotz und Wasser. Die Engel zeigten mir immer wieder Babybilder und sagten: »Alles ist gut. Du wirst geliebt.« Ich gab diese Botschaft weiter und Martina heulte noch mehr. Nachdem sie eine Packung Papiertaschentücher verbraucht hatte, wurde sie noch weitere zehn Minuten behandelt. Endlich beruhigte sie sich. Ihr ganzer Körper entspannte sich. Sie sah goldenes und grünes Licht, spürte die Anwesenheit der Engel und empfand einen inneren Frieden, wie sie ihn noch nie empfunden hatte.

Es stellte sich heraus, dass Martina eine Frühgeburt gewesen war. Die ersten vier Monate ihres Lebens hatte sie im Brutkasten verbringen müssen, ohne wirkliche Berührung und ohne Kontakt zu ihrer Mutter. Ihr ganzes Leben lang hatte sie Schwierigkeiten gehabt, sich berühren zu lassen und Liebe anzunehmen. Dieses Trauma wurde in unserer Sitzung geheilt.

Später ließ sich Martina in Quantum-Engel-Heilung ausbilden und heute besucht sie regelmäßig eine Frühgeborenenstation im Krankenhaus und führt Energiebehandlungen bei den Babys durch.

Ängste und limitierende Gedankenmuster loslassen und ersetzen

Wir alle kennen Menschen, die ein Problem nach dem anderen haben. Kaum ist eine Krankheit geheilt, tritt die nächste auf. Es ist also wichtig, die Emotionen zu heilen und gleichzeitig jene Gedankenmuster und Programme zu transformieren, die sonst zu einer erneuten emotionalen Verletzung beziehungsweise physischen Krankheit führen würden.

1. Stellen Sie im Vorgespräch fest, welche limitierenden Glaubensmuster und Programme Ihr Klient hat.
2. Legen Sie Ihre Hände ganz leicht und vorsichtig zu beiden Seiten auf den Kopf Ihres Klienten, und zwar oberhalb der Schläfen. Die Berührung ist sehr sanft. Entspannen Sie Ihre Hände und stellen Sie sich dabei die ganze Zeit den hell leuchtenden Energieball zwischen Ihren Händen vor.

3. Visualisieren Sie, wie die Engel einen imaginären goldenen Reißverschluss am Kopf Ihres Klienten öffnen und alle limitierenden Glaubensmuster und Programme entfernen, die für das Problem ihres Klienten verantwortlich sind. Ihr Klient gibt seine Einwilligung, indem er sagt: »Ich lasse alle limitierenden Glaubensmuster und Programme los, die … verursacht haben.« (Siehe auch die längere Version dieser Einwilligungserklärung auf Seite 193.)
4. Die Energien und Informationen, die nun durch Ihre Hände in den Kopf Ihres Klienten fließen, beinhalten neue Glaubensmuster wie: »Ich bin gesund. Ich werde geliebt.«
5. Schließen Sie den imaginären Reißverschluss. Lassen Sie Ihren Klienten ein positives Selbstbild visualisieren (beispielsweise, dass er vollkommen gesund ist) und lassen Sie ihn dreimal sagen: »Ich bin frei, ich bin frei, ich bin frei.«

Claudia (20) hatte sich bei einem Fahrradausflug mit ihrem Freund den rechten Fuß verstaucht. Sie kam in meine Praxis gehumpelt und war wütend auf ihren Freund, denn aus ihrer Sicht hatte er den Unfall verursacht. Im Vorgespräch stellte sich heraus, dass sie gern in Mainz Medizin studieren wollte, doch da ihr Freund bei der Stadt Saarbrücken beschäftigt war, war er mit der geplanten Veränderung nicht einverstanden, und sie stritten ständig deswegen. Während der Energiebehandlung empfing ich von den Engeln die Botschaft: »Mutter.« Es kommt häufig vor, dass die Engel nicht in ganzen Sätzen sprechen, sondern sich eher wie eine Souffleuse im Theater verhalten: Sie geben Stichworte, die für die Behandlung wichtig sind. Ich fragte also nach der Mutter, und es stellte sich heraus, dass Claudias Vater ihre Mutter – eine Krankenschwester –

daran gehindert hat, im Nachtdienst zu arbeiten. Er war eifersüchtig gewesen und hatte ihr unterstellt, sich heimlich mit anderen Männern zu treffen. Claudia wiederholte das Muster, das sie unbewusst von ihren Eltern übernommen hatte. Während der Behandlung ließen die Schmerzen in ihrem Fuß nach, die Schwellung ging zurück und Claudia konnte sich von dem alten Muster lösen. Später erfuhr ich, dass sie sich auch von dem alten Freund gelöst hat, der wie ein Klotz am Bein für sie war. Während ihres Medizinstudiums lernte sie einen jungen Arzt kennen, der wie sie selbst berufen war, Menschen zu helfen.

KAPITEL 5

Das Chakrensystem und die Engel

Wir müssen erkennen, dass alles im Universum aus dem Äther kommt oder im Äther lebt.

Pierre Teilhard de Chardin, französischer Wissenschaftler, Jesuit, Seher und Philosoph (1881–1955)

Das Wort *Chakra* kommt aus dem Sanskrit und bedeutet »Rad« oder »Kreis«. Das Verb *chakr* bedeutet »zittern«.

Chakren sind feinstoffliche Energiezentren, sozusagen die Sinnesorgane unserer Seele. Sie sammeln die Informationen aus den Körpern, welche unsere Aura bilden, und leiten sie in Form von Schwingungen und Impulsen an die Drüsen, Nerven und Organzellen des physischen Körpers weiter. Jeder Mensch hat zahlreiche Chakren, von denen einige außerhalb des physischen Körpers in den Energiekörpern liegen. In diesem Buch konzentrieren wir uns jedoch auf die sieben Hauptchakren, die sich entlang der vertikalen Achse des menschlichen Körpers befinden. Man kann sich ein Chakra wie den sich schnell drehenden Propeller eines kleinen Sportflugzeuges vorstellen. Je schneller er sich dreht, desto weniger kann man die einzelnen Propellerblätter erkennen. Sie sehen dann eher transparent aus und man kann quasi durch die Materie hindurch sehen. Auch die gereinigten menschlichen Chakren wirken transparent. Ein gut funktionierendes Chakra dreht sich im Uhrzeigersinn. Es nimmt Energien auf, transformiert sie und leitet sie sofort an die entsprechenden Stellen im Organismus weiter. Wenn ein Chakra blockiert ist, ist auch der Energiefluss im menschlichen Körper eingeschränkt. Das Chakra kann dann keine Energien aufnehmen, das heißt, es stößt sie ab. Die Energien, die zwischen dem untersten (Basis- oder Wurzel-)Chakra und dem obersten (Kronen-)Chakra fließen, werden in der indischen Tradition Kundalini-Energie genannt. In verschiedenen Traditionen des Yoga wird der Fluss dieser Energie durch Körper- und Atemübungen verstärkt mit dem Ziel, Erleuchtung zu erlangen. Dabei verbindet man sich auch mit den aus der Erde und aus dem Kosmos strömenden Energien, ähnlich wie bei der Engelatmung.

Damit der Energiestrom fließen kann, muss jedes Chakra offen sein. Wenn eines der Chakren geschlossen ist, ist die Balance zwischen dem Strom, der aus der Erde nach oben fließt, und der kosmischen Energie, die von oben in Richtung Erde fließt, gestört. Dann herrscht Disharmonie im Körper, und das führt im Laufe der Zeit zu körperlichen Problemen. Unterdrückte Emotionen blockieren die entsprechenden Chakren, die sich dadurch allmählich verformen und mit stagnierenden Energien verstopfen. Ihre Drehung wird unregelmäßig oder geht in die falsche Richtung (gegen den Uhrzeigersinn). Die Energie strömt nach außen und der Stoffwechsel ist gestört. In diesem Fall fließen die Energien, die wir brauchen, nicht in das entsprechende Chakra hinein. Das Gleiche gilt für die Engelenergien, die wir dann nicht aufnehmen und auch nicht als Wirklichkeit erfahren können. Dann spricht man von einem geschlossenen Chakra beziehungsweise von einem Chakra, das die Energien von außen nicht aufnehmen kann.

Die Farbskala des Chakrensystems

Obwohl es widersprüchliche Aussagen über das tatsächliche Aussehen der Chakren gibt (manche Heiler vergleichen ein Chakra statt mit einem Rad oder Propeller mit einem Trichter), findet man in der Literatur eine weitgehend übereinstimmende Zuordnung der Chakra-Farben. Nach meiner Erfahrung können die Farben der Chakren je nach Verschmutzungsgrad auch dunkler und schlammiger aussehen als unten angegeben sowie bei regelmäßiger Reinigung heller und transparenter.

Die Farben der sieben Hauptchakren entsprechen im Prinzip den Spektralfarben des Lichts. Führt man alle Farben des Lichts zusammen, erhält man reines weißes Licht. Der menschliche Körper funktioniert aus meiner Sicht wie ein Prisma, welches das Licht bricht, das durch unseren Energiekanal fließt. Ein anderes Beispiel für dieses Prinzip ist der Regenbogen, der entsteht, wenn Wassermoleküle das Licht brechen. Die unterschiedlichen Wellenlängen des Lichts nehmen wir als unterschiedliche Farben wahr.

Basis- oder Wurzelchakra	*rot*
Sakralchakra	*orange*
Solarplexus	*gelb und goldgelb*
Herzchakra	*grün (mit rosa)*
Halschakra	*blau (hell) und grünblau*
Stirnchakra oder Drittes Auge	*dunkelblau, indigo*
Kronenchakra	*violett, weiß, gold*

Da im Kronenchakra alle Farben zusammenfließen und in ein geöffnetes Kronenchakra zusätzlich Lichtenergie von oben einströmt, kann es weiß aussehen. Bei von weniger Licht und Energie durchströmten Menschen wirkt es hingegen eher violett. Aus dem geöffneten Dritten Auge/Stirnchakra kann weißes, helles Licht ausstrahlen, sodass man die eigentliche blaue Chakrafarbe auch nur noch an den Rändern erkennt. Dieses Phänomen wird beispielsweise in vielen Darstellungen indischer Gottheiten abgebildet. Ein vollständig erleuchteter Mensch wird als reine Lichtgestalt dargestellt, die das Irdische und das Physische transformiert hat.

Jedes Chakra hat bestimmte Aufgaben, sowohl im physischen als auch im psychischen Bereich. Hier kann die folgende Übersicht eine Orientierungshilfe sein, eine detailliertere Schilderung aller Aufgaben würde jedoch den Rahmen dieses Buches sprengen. Für das Verständnis der Methode und für die Durchführung einer Quantum-Engel-Behandlung ist es entscheidend, dass Sie die Bedeutung der Chakrareinigung verstehen. Sie ist eine Voraussetzung für die freie Kommunikation mit den Engeln. Die feinstoffliche Energie der Engel kann leichter durch ein Chakrensystem fließen, das von blockierenden Emotionen gereinigt wurde. Damit wird die eigentliche Funktion dieses Systems aktiviert und die Heilung der mit den Chakren verbundenen Organe kann einsetzen.

Während der Behandlung kann der Therapeut Energien durch seine geöffneten Handchakren senden. Er setzt lediglich die Intention »Handchakren, öffnet euch« und es ist, als würde in jeder Handinnenfläche ein Deckel aufgeklappt. Durch die hohe Energiefrequenz, die der Therapeut während der Behandlung hält, können die Hauptchakren des Klienten auf ihre optimale Größe (fünf bis zehn Zentimeter Durchmesser) gebracht und ausgerichtet werden. Gleichzeitig arbeitet der Therapeut mit den Engeln an der Befreiung von limitierenden Energien und Glaubensmustern. Die Informationen über diese und andere mögliche Störungen bekommt der Therapeut über seine erhöhte Sinneswahrnehmung während der Energiebehandlung. Die Hände werden auf das jeweilige Chakra gelegt, und parallel dazu erfolgt die Kommunikation mit den Engeln (siehe Register in Teil 2).

Sollte bei der Behandlung ein Gefühl von zu viel Energie entstehen, setzen Sie die Intention: »Fußchakren, öffnet euch.« Stellen Sie sich dabei vor, wie Klappen an Ihren Fußsohlen aufgehen und die überschüssige Energie in die Erde fließt. Schmerzen in den Knien sind häufig ein Hinweis darauf, dass die Energien in den Kniechakren nicht frei fließen können. Das ist besonders häufig bei Menschen zu beobachten, die unflexibel sind und Angst vor Veränderungen und der Zukunft haben. Es ist die »Angst vor dem nächsten Schritt«, die ein Kniechakra blockieren kann.

Überprüfen Sie die Durchführung der Engelatmung, die ein freies Fließen der Energien durch das gesamte Chakrensystem gewährleistet.

Durch regelmäßige Chakrareinigung und Öffnung des Kronenchakras werden alle anderen Kopfchakren beeinflusst. Dazu gehören auch die Ohrchakren, die sich links und rechts vom Kopf oberhalb der Ohren befinden. Gereinigte Ohrchakren leuchten rot-violett, verstopfte sehen dunkel und schlammig aus. Auch verstopfte und geschlossene Ohrchakren können die Kommunikation mit den Engeln einschränken. Ein Mensch mit geschlossenen Ohrchakren ist sozusagen »energetisch taub« und kann die feinstofflichen Frequenzen der Engel nicht wahrnehmen. Für die Weiterentwicklung der Hellhörigkeit ist es auch wichtig, denen zu vergeben, die etwas gesagt haben, das verletzend war, und die Angst, die Stimme Gottes und der Engel zu hören, zu transformieren.

Das Hören eines hohen Pfeiftons, das manchmal mit Tinnitus verwechselt wird, kann ein Hinweis darauf sein, dass sich die Ohrchakren öffnen und die Engel Botschaften übermitteln möchten. Auch die Öffnung des Herzchakras wird oft fehlinterpretiert und mit Rückenschmerzen auf der Höhe des Herzens verwechselt. Bei vielen Menschen ist das Herzchakra nach hinten verschlossen, um vermeintlichen Schutz vor emotionalen Verletzungen zu bieten. Viele Teilnehmer unserer Workshops klagen in den ersten Tagen über vermeintliche Rückenschmerzen auf der Höhe des Herzens, die sich wie Muskelkater anfühlen. Sie sind beruhigt, wenn sie hören, dass sich durch die liebevolle Arbeit und lichtvollen Übungen lediglich ihr Herzchakra geöffnet hat. Das unangenehme Gefühl im Rücken verschwindet übrigens bald wieder.

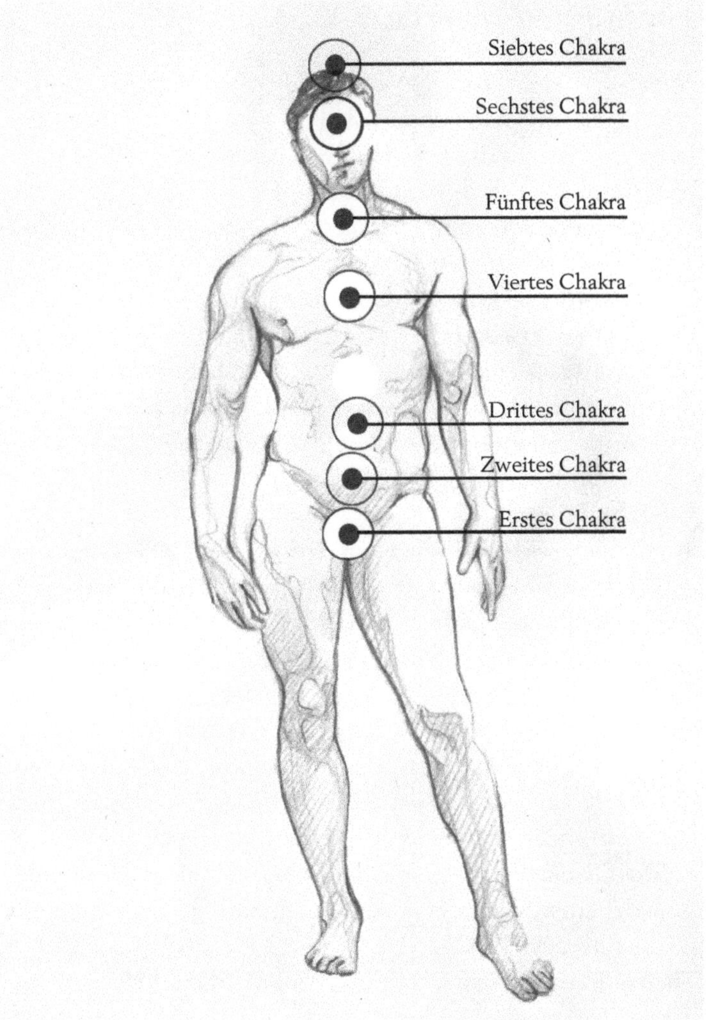
Siebtes Chakra
Sechstes Chakra
Fünftes Chakra
Viertes Chakra
Drittes Chakra
Zweites Chakra
Erstes Chakra

Die Chakren

Das erste Chakra

Namen: Wurzelchakra oder Basischakra; Sanskrit: Muladhara-Chakra
Lage: am Ende der Wirbelsäule, im Gesäßbereich
Öffnung: nach vorn und unten
Zugeordnete Drüsen: Nebennierenrinde und Keimdrüsen (Eierstöcke und Hoden)
Verantwortlich für: Dickdarm, Mastdarm, unteren Teil des Dünndarms, Enddarm, Prostata, Eierstöcke, Hoden, Harnleiter, Harnblase, Gebärmutter, Becken, Steißbein, Blut, Knochenmark und Zellaufbau, Wasser- und Salzhaushalt
bei Schwangerschaft: Fruchthalter, Mutterkuchen, Nabelschnur und Leibesfrucht
Unterfunktion:
auf der körperlichen Ebene: kein Interesse an Sex, Orgasmusstörungen, Fehlgeburten, Unterleibserkrankungen, Neigung zu Geschlechtskrankheiten, Regelstörungen
auf der Gefühlsebene: fehlende Zuversicht, mangelndes Stehvermögen, mangelnde Durchsetzungsfähigkeit; das Gefühl, ungeliebt zu sein; Angst, verlassen zu werden
Überfunktion:
auf der körperlichen Ebene: Triebhaftigkeit, erhöhte Hormonproduktion der Nebennieren
auf der Gefühlsebene: egoistisch, geizig, tyrannisch, überheblich
Ausgeglichen: zentriert, standhaft, gesund, unbegrenzte physische Energie
Thema: Karriere, Finanzen, Heim, Familie, materielle Sicherheit
Farbe: Rot
Engel: Sandalphon

Das zweite Chakra

Namen: Sakralchakra, Kreuzchakra; Sanskrit: Svadhishthana-Chakra
Lage: unmittelbar unter dem Bauchnabel, im Unterbauch
Öffnung: nach vorn und hinten
Zugeordnete Drüsen: die Drüsen des Nebennierenmarks
Verantwortlich für:
auf der körperlichen Ebene: Adrenalinhaushalt, Blutdruck, Blutzucker, Nebennieren, Keimdrüsen, Eierstöcke, Prostata, Hoden
Unterfunktion:
auf der körperlichen Ebene: gestörte Nieren- und Milzfunktion, Störung der Sexualenergie, Impotenz, Unfruchtbarkeit, Eierstockentzündungen, Gebärmuttermyom, Endometriose, niedriger Blutdruck
auf der Gefühlsebene: lethargisch, verdrängend, Tendenz, sich an andere anzuklammern; Tendenz, sich schuldig zu fühlen; Gefühlskälte
Überfunktion:
auf der körperlichen Ebene: exzessive Sexualenergie, Verdauungsstörungen, Gebärmutterkrebs, Prostatakarzinom, erhöhter Blutdruck
auf der Gefühlsebene: Negativität, Hemmungen
Ausgeglichen: freundlich, optimistisch, kreativ, ausgeprägte Vorstellungskraft
Thema: Abhängigkeit (von Drogen, Alkohohl, Essen, Sex und so weiter)
Farbe: Orange
Engel: Gabriel und Raphael

Das dritte Chakra

Namen: Solarplexus oder Sonnengeflecht; Sanskrit: Manipura-Chakra
Lage: über dem Bauchnabel, oberhalb der Magengrube
Öffnung: nach vorn und hinten
Zugeordnete Drüsen: die Inselzellen der Bauchspeicheldrüse
Verantwortlich für:
auf der körperlichen Ebene: Bauchspeicheldrüse, Magen, Milz, Leber, Galle, Bauchhöhle, vegetatives Nervensystem, Knochen, Muskulatur des unteren Rückens
Unterfunktion:
auf der körperlichen Ebene: Unterfunktionen der Stoffwechselorgane, leichte Knochenbrüche, gestörte Insulinproduktion, Nervenschwäche
auf der Gefühlsebene: Niedergeschlagenheit, Depression, fehlendes Vertrauen; macht sich Sorgen darüber, was andere denken; Angst vor dem Alleinsein, Verwirrung, Gefühlsarmut
Überfunktion:
auf der körperlichen Ebene: Diabetes, Pankreatitis, Verspannungen der Rückenmuskulatur des unteren Rückens, Überfunktion der Stoffwechselorgane, Nervenanspannungen
auf der Gefühlsebene: unbeherrscht, urteilend, Workaholic, Perfektionist, anspruchsvoll, extrem emotionell, beklagt sich viel über Beziehungen, keine Verbindung zwischen Liebe und Sexualität
Ausgeglichen: spontan, extrovertiert, vergnügt, entspannt, hat Respekt vor sich selbst, zeigt große persönliche Stärke, hat seine Begabung oder sein Talent gefunden

Thema: Macht und Kontrolle
Farben: Goldgelb und Gelb
Engel: Michael, Raphael und Uriel

Das vierte Chakra

Namen: Herzchakra; Sanskrit: Anahata-Chakra
Lage: in der Mitte der Brust, auf der Höhe des Herzens
Öffnung: nach vorn und hinten
Zugeordnete Drüsen: die Thymusdrüse und die Nebenschilddrüse
Verantwortlich für:
auf der körperlichen Ebene: Knochen, Muskelgewebe, Herz, unterer Lungenbereich, Blut, Blutkreislauf-System, Lungenfell, Herzbeutel, Herzkammern
Unterfunktion:
auf der körperlichen Ebene: Herzrhythmusstörungen, schwacher Kreislauf, schwaches Immunsystem
auf der Gefühlsebene: macht sich Sorgen um sich selbst, depressiv, paranoid, unentschlossen; hat Angst, verletzt zu werden; hat Angst loszulassen; hat Angst, verlassen zu werden, Zweifel, Unsicherheit
Überfunktion:
auf der körperlichen Ebene: Herzinfarkt, Lungenentzündung, psychische Störungen
auf der Gefühlsebene: fordernd, überkritisch, launisch, melodramatisch, manisch depressiv

Ausgeglichen: mitfühlend, human, sieht das Gute in jedem, freundlich, geht auf andere zu, beteiligt sich aktiv am Gemeinschaftsleben
Thema: zwischenmenschliche Beziehungen, Liebesfähigkeit, Vergebung, Klarfühlen
Farben: Grün und Rosa
Engel: Chamuel

Das fünfte Chakra

Namen:	Halschakra, Kehlkopfchakra, Kommunikationschakra; Sanskrit: Vishuddha-Chakra
Lage:	im unteren Teil des Halses, am Kehlkopf, auf Höhe der Schilddrüse
Öffnung:	nach vorn und hinten

Verbunden mit dem Rückenmark und dem extrapyramidalen Nervensystem zwischen Kleinhirn und Wirbelsäule
Verantwortlich für:
auf der körperlichen Ebene: Bronchien, Luftröhre, Speiseröhre, Hals, Nackenmuskulatur, Halswirbelsäule, Kieferbereich, Ohren, Schilddrüse, Kehlkopf
Unterfunktion:
auf der körperlichen Ebene: Schilddrüsenunterfunktion, steifer Hals, eingeschränkte Hörfähigkeit, Bronchialasthma, chronische Erkältungen
auf der Gefühlsebene: ängstlich und schüchtern, hält sich zurück, leise, inkonsequent, unzuverlässig, weich, unfähig, seine Gedanken auszudrücken

Überfunktion:
auf der körperlichen Ebene: Schilddrüsenüberfunktion, Schilddrüsenentzündungen, Kehlkopfentzündungen, Speiseröhrenkrebs, Keuchhusten
auf der Gefühlsebene: arrogant, selbstgerecht, redet zu viel, dogmatisch, süchtig
Ausgeglichen: zufrieden, ausgeglichen, kann im Moment leben, perfektes Gefühl für den passenden Zeitpunkt, guter Redner; spiritueller Lehrer, der andere mit Leichtigkeit unterrichtet
Thema: Selbstausdruck, Kommunikation, die Wahrheit sagen, um Hilfe bitten, Kreativität
Farben: Hellblau und Grünblau
Engel: Chamuel und Zadkiel

Das sechste Chakra

Namen: Stirnchakra, Drittes Auge; Sanskrit: Ajna-Chakra
Lage: über der Nasenwurzel, zwischen den Augenbrauen auf der Stirn
Öffnung: nach vorn und hinten
Verbunden mit den Hinterlappen der Hirnanhangsdrüse (Hypophyse) und dem Kleinhirn
Verantwortlich für:
auf der körperlichen Ebene: Gleichgewicht im Stoffwechsel der Organe, die Sinne, das zentrale Nervensystem, die Lachmuskeln, die Durchblutung von Kopf und Gesicht

Unterfunktion:
auf der körperlichen Ebene: Hypophysenvorderlappeninsuffizienz, Simmonds-Syndrom (körperliche und geistige Aktivität nimmt ab, keine Menstruation, Blässe, Müdigkeit), Zwergwuchs, Taubheit
auf der Gefühlsebene: behauptet sich nicht, undiszipliniert, übersensibel in Bezug auf die Gefühle anderer, Angst vor Erfolg
Überfunktion:
auf der körperlichen Ebene: Diabetes insipidus (Wasserharnruhr), Riesenwuchs, übersteigerte Hör-, Seh- und Geruchsempfindungen, Nebenhöhlenbeschwerden
auf der Gefühlsebene: egoistisch, stolz, manipulierend, religiös dogmatisch, autoritär
Ausgeglichen: charismatisch, hat Zugang zur Quelle allen Wissens, Telepathie, Astralreisen, kann sich leiten lassen, hängt nicht an materiellen Dingen, hat keine Angst vor dem Tod, Verbindung zu vergangenen Leben, hängt nicht am Ruhm, hat Glück in weltlichen Dingen, ist ein Meister seiner selbst.
Thema: Hellsichtigkeit
Farben: Dunkelblau, Indigo
Engel: Raziel

Das siebte Chakra

Namen:	Kronenchakra, Scheitelchakra; Sanskrit: Sahasrara-Chakra
Lage:	unmittelbar über dem Scheitel
Öffnung:	von oben nach unten wie ein Trichter oder eine geöffnete Lotusblume

Verbunden mit der Hypophyse und den Vorderlappen der Hirnanhangsdrüse
Verantwortlich für:
auf der körperlichen Ebene: das gesunde Wachstum der Organe
Unterfunktion:
auf der körperlichen Ebene: Sehschwäche, Augenschäden, Fehlentwicklung der Geschlechtsorgane in der Pubertät (Pubertus praecox), Hirnschwäche, chronische Müdigkeit
auf der Gefühlsebene: absolute Freudlosigkeit, Unfähigkeit, Entscheidungen zu treffen
Überfunktion:
auf der körperlichen Ebene: regelmäßige Migräneattacken, zurückgehaltene Kräfte, Kopftumore, Schlafstörungen
auf der Gefühlsebene: bleibendes Gefühl der Frustration
Ausgeglichen: offen für das Kosmische, kann die Naturgesetze überwinden, totaler Zugang zum Unbewussten und Unterbewussten
Thema: Gottvertrauen, göttliche Führung, intuitives Wissen um Ereignisse
Farben: Violett, Weiß, Gold
Engel: Metatron

Chakrareinigung mit den Erzengeln

Dies ist eine sehr wirkungsvolle und intensive Übung (Inspiriert von Priska Arnold-Dinkel). Sie erfordert jedoch Ihre ganze Bereitschaft, alte Energien und Glaubensmuster loszulassen. Die Engel stehen immer zu unserer Verfügung und sind jederzeit bereit, uns beizustehen und zu helfen.

- Setzen Sie sich bequem auf einen Stuhl. Atmen Sie ruhig und gelassen ein und aus. Spüren Sie, wie Sie sich mit jedem Atemzug mehr und mehr entspannen.
- Gehen Sie nun mit Ihrem Bewusstsein in Ihre Füße, und spüren Sie, wie Ihre energetischen Wurzeln tief in die Erde hinein wachsen und Sie fest mit dem energetischen Zentrum der Erde verbinden.
- Öffnen Sie dann Ihre *Fußchakren* weit, und bitten Sie *Sandalphon,* diese Nebenchakren zu klären und zu reinigen.
- Anschließend öffnen Sie die *Chakren an den Knien* und dehnen in Gedanken Ihre Knie aus. Hier sitzen bei vielen Menschen Blockaden. Die Energie kann nicht frei fließen, und das ist oft die Ursache für unerklärliche Schmerzen. Auch hier können Sie *Sandalphon* um Hilfe bitten.
- Gehen Sie dann in Ihr *Basischakra,* und bitten Sie *Sandalphon,* dieses Chakra weit zu öffnen und zu reinigen sowie limitierende Energien und Glaubensmuster zu klären und alles damit Verbundene zu heilen. Stellen Sie sich vor, dass Sie tief durch Ihr Scheitelchakra einatmen und die eingeatmete Luft mit Kraft durch das Basischakra auspusten. Visualisieren Sie dabei, wie das Basischakra gereinigt wird.
- Wenn Sie das Gefühl haben, dass das Chakra geklärt und gereinigt ist, dann gehen Sie mit Ihrem Bewusstsein in Ihr *Sakralchakra* und bitten *Gabriel* um Hilfe und Unterstützung bei der Öffnung, Reinigung und Klärung dieses Chakras. Wieder atmen Sie durch das Scheitelchakra ein, pusten die Luft aber diesmal durch das *Sakralchakra* aus.

- Gehen Sie dann mit Ihrem Bewusstsein in den *Solarplexus*, das dritte Chakra, und bitten Sie *Michael, Raphael* und *Uriel* um Hilfe und Unterstützung bei der Öffnung, Reinigung und Klärung dieses Chakras. Rufen Sie Michael in den Solarplexus, Raphael auf Ihre linke und Uriel auf Ihre rechte Seite und bitten Sie alle drei, Ihr ganzes Emotionalzentrum zu reinigen und zu klären. Atmen Sie wieder durch das Scheitelchakra ein und diesmal durch den Solarplexus aus. Nehmen Sie sich genügend Zeit für dieses Chakra, denn oft sitzt hier am meisten von dem, was gereinigt werden sollte.
- Gehen Sie dann mit Ihrem Bewusstsein in Ihr *Herzchakra* und bitten Sie *Chamuel* um Hilfe und Unterstützung bei der Öffnung, Reinigung, Klärung und Heilung dieses Chakras. Wieder und wieder atmen Sie durch das Scheitelchakra ein und durch das Herzchakra aus.
- Nun gehen Sie mit Ihrem Bewusstsein in Ihr *Halschakra* und bitten nochmals *Chamuel* oder *Zadkiel* um Hilfe und Unterstützung bei der Öffnung, Reinigung und Klärung dieses Chakras. Das Halschakra ist bei den meisten Menschen sehr fest geschlossen und braucht besondere Aufmerksamkeit. Es zu klären und zu reinigen erfordert viel Zeit. Atmen Sie tief durch das Scheitelchakra ein und durch das Halschakra gründlich wieder aus. Tun Sie das mehrmals, immer und immer wieder.
- Dann gehen Sie mit Ihrem Bewusstsein in Ihr *Drittes Auge* und bitten *Raziel* um Hilfe und Unterstützung bei der Öffnung, Reinigung und Klärung sowohl dieses als auch aller anderen Kopfchakren, beispielsweise der Ohrchakren. Es könnte sein, dass Sie an der einen oder andern Stelle im

Kopfbereich einen Druck oder sogar Schmerzen verspüren. Dies ist normal und zeigt lediglich an, dass die Chakren bearbeitet werden. Atmen Sie immer wieder durch das Scheitelchakra ein und durch den ganzen Kopfbereich wieder aus, immer und immer wieder. Spüren oder visualisieren Sie, wie alle Kopfchakren gründlich gereinigt werden.

- Gehen Sie schließlich mit Ihrem Bewusstsein in Ihr *Scheitel- oder Kronenchakra* und bitten Sie *Metatron* um Hilfe und Unterstützung bei der Öffnung, Reinigung und Klärung dieses Chakras. Atmen Sie durch das Scheitelchakra ein und wieder aus.
- Bitten Sie *Metatron* nun, das reine weiß-goldene göttliche Licht aus dem Stirnchakra in Ihr ganzes Energie- und Körpersystem fließen zu lassen. Spüren Sie die wunderbar kraftvolle Energie in all Ihren Zellen, indem Sie sich die Zellen wie kleine Schalen vorstellen, die sich füllen, energetisieren, regenerieren und heil werden. Spüren Sie Ihre eigene Gotteskraft. Spüren Sie, dass Sie mit dem ganzen Universum in Liebe verbunden sind.
- Verweilen Sie in diesem Zustand, solange Sie sich wohl fühlen, und kommen Sie dann langsam wieder ins Wachbewusstsein zurück.

Öffnen der Energiekanäle mit Erzengel Gabriel

Vielleicht haben Sie schon gehört, dass zur Öffnung der Energiekanäle eine aufwendige Zeremonie erforderlich ist, doch das stimmt nicht. Jeder Mensch ist in der Lage, diese Öffnung durch konsequentes Üben selbst zu bewerkstelligen. Dabei kann die folgende Meditation unterstützend eingesetzt werden:

- Legen oder setzen Sie sich bequem hin und atmen Sie tief durch die Nase ein und durch den Mund aus. Stellen Sie sicher, dass kein Kleidungsstück stört und Sie auch sonst nicht abgelenkt werden können, beispielsweise durch das Klingeln des Telefons.
- Nachdem sich Ihr Körper entspannt hat, bitten Sie Erzengel Gabriel um Hilfe. Bitten Sie ihn, er möge Ihre Energiekanäle öffnen und erweitern, sodass sie von Licht in verschiedenen Frequenzen durchflossen werden können.
- Vielleicht nehmen Sie wahr, welche Farben das Licht hat. Sie können die Chakrafarben auch ganz bewusst visualisieren (Rot, Orange, Gelb, Grün, Blau, Indigo, Violett/Weiß). Wenn Sie hauptsächlich violette und lilafarbene Töne wahrnehmen, dann bedeutet dies, dass eine Transformation stattfindet.
- Lassen Sie sich Zeit für diese Übung (etwa zwanzig Minuten). Atmen Sie immer wieder tief ein, und pusten Sie alles, was die Energiekanäle bis dahin blockiert hat, aus. Bitten Sie um schonende und langsame Öffnung und Erweiterung der Energiekanäle.

Nach dieser reinigenden und klärenden Übung fließt vermehrt Energie durch den Körper, ein Aufarbeitungsprozess wird in Gang gesetzt und Heilung setzt ein. Diese Vorgänge dauern Wochen und wie bei einer Kur zur Entschlackung und Entgiftung kann es in diesem Prozess manchmal zu Unwohlsein kommen. Erinnerungen an alle möglichen Krankheiten, seelische oder körperliche, werden geweckt und müssen aufgearbeitet werden. Nehmen Sie in dieser Zeit regelmäßig ein Bad mit Salz vom Toten Meer (siehe Kapitel 3).

Die Übung sollte in Abständen von etwa zehn Tagen mehrmals wiederholt werden, bis Sie sich klar fühlen und ein dauerhaft angenehmes Körpergefühl haben.

KAPITEL 6

Das dritte Auge und die Zirbeldrüse

Schließe dein leibliches Auge,
damit du mit dem geistigen Auge
zuerst siehest dein Bild.
Dann fördere zutage,
was du im Dunkeln gesehen,
dass es zurückwirke auf andere
von außen nach innen.

Caspar David Friedrich,
deutscher Maler der Romantik (1774–1840)

Das so genannte dritte Auge spielt in vielen traditionellen Kulturen eine große Rolle. Man ist sich allgemein darüber einig, dass es »in der Mitte der Stirn« liegt und dass seine »Öffnung« zu einer erweiterten Wahrnehmung führt.

Für unsere Vorfahren war das Wissen um das dritte Auge, das zweite Gesicht, geistige Visionen und andere übernatürliche Dinge ebenso selbstverständlich wie es für Urvölker wie beispielsweise die australischen Ureinwohner noch heute ist.

Im Laufe der Zeit fielen die Menschen in der so genannten zivilisierten Welt jedoch mehr und mehr der Materie anheim

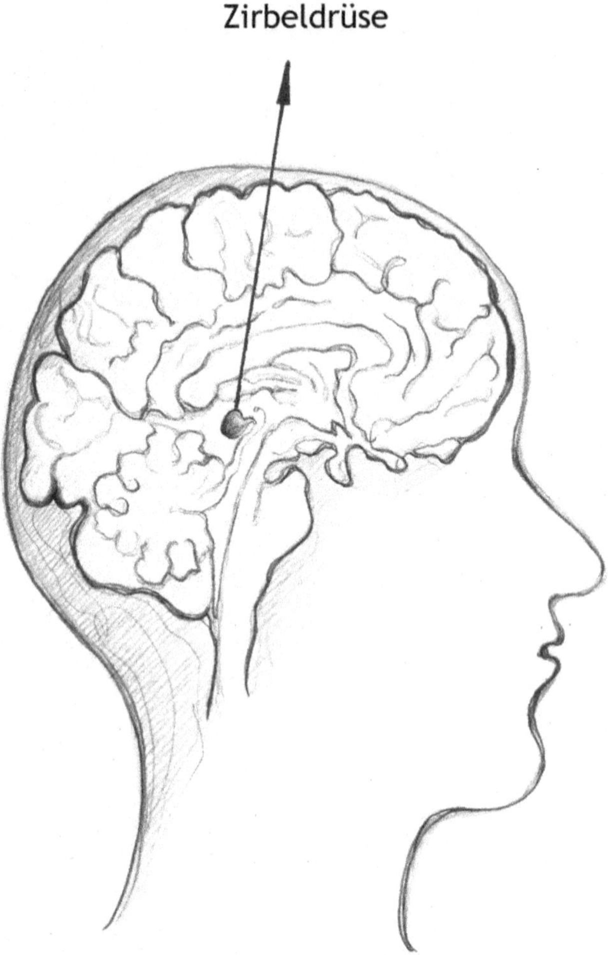
Zirbeldrüse

und machten immer weniger Gebrauch von ihrem dritten Auge, das daraufhin tief in den Schädel eingezogen wurde. Als Zeugnis seines Daseins soll es die Zirbeldrüse hinterlassen haben.

Die Zirbeldrüse, auch Epiphyse oder Ephiphysis cerebri genannt, liegt ziemlich genau im Zentrum des Kopfes. Sie ist von grau-rötlicher Farbe und beim Menschen durchschnittlich fünf bis acht Millimeter lang und drei bis fünf Millimeter breit. (Ursprünglich soll sie einen Durchmesser von etwa drei Zentimetern gehabt haben.) Ihr durchschnittliches Gewicht beträgt etwa einhundert Milligramm.

Die Griechen der Antike betrachteten die Zirbeldrüse als ein Organ, nämlich als eine Art Auge, mit dem man in die nicht materielle Welt blicken kann, sowie als den Sitz der Seele. Die Anatomen der Schule von Alexandria glaubten, dass die Zirbeldrüse ein Ventil sei, das den Fluss der Erinnerungen kontrolliert. Diese Erinnerungen beinhalten vermutlich auch die an vergangene Inkarnationen. René Descartes (1596 bis 1650), der Begründer des Rationalismus (»Ich denke, also bin ich«) vermutete eine direkte Verbindung zwischen der Zirbeldrüse und den Augen – den für das Sehen zuständigen Organen – und sagte über die Zirbeldrüse: »Es gibt eine kleine Drüse im Gehirn, in der die Seele ihre Funktion spezieller ausübt als in jedem anderen Teil des Körpers.«

Moderne Erkenntnisse legen nahe, dass die innere Energie direkt durch das Zentrum der Zirbeldrüse fließt. Demnach ist diese Drüse wie ein »Auge«, das in der Lage ist, elektromagnetische Felder wahrzunehmen, also in einem anderen Frequenzbereich zu sehen. Wir sind von einer Flut feinstofflicher Energien und Informationen umgeben, die ständig auf uns einwirken und uns prägen, die wir aber mit unseren fünf Sinnen nicht erfassen können. Würden wir Energie durch unsere Zirbeldrüse leiten, könnten wir die uns umgebenden elektromagnetischen Felder bewusst wahrnehmen und auf diese Weise unsere Intuition verbessern. Doch leider fließt bei vielen Menschen nicht genug Energie durch diesen Bereich des Gehirns, weil diese schon vorher blockiert wird. Das Resultat ist, dass wir die Realität nur sehr begrenzt wahrnehmen.

Die Aktivierung der Zirbeldrüse, beispielsweise durch Sonnenlicht, Lichtmeditationen, Chakrareinigung und mithilfe von Kristallen, führt zu einer »Öffnung des dritten Auges« und ermöglicht die Wiedererweckung der geistigen und magischen Fähigkeiten eines Menschen.

Kapitel 7

Die Aufgaben der Engel

Nicht jeder, der von einem Engel erleuchtet wird,
erkennt, dass er
von einem Engel erleuchtet wird.

Thomas von Aquin,
Theologe und Philosoph (1224/1225–1274)

Aus der Bibel kennen wir Engel als Überbringer von Heilsbotschaften (zum Beispiel Gabriel, der Maria die Geburt eines Sohnes ankündigt; die Engel, die bei der Geburt Jesu anwesend sind und die Hirten von dem freudigen Ereignis in Kenntnis setzen, und der Engel, der den Frauen, die am Ostermorgen zu Jesu Grab kommen, von dessen Auferstehung erzählt). Außerdem übernehmen Engel der biblischen Darstellung zufolge Schutz- und Hilfsdienste für bestimmte Menschengruppen (siehe zum Beispiel: Psalm 91; Daniel 6,22; Matthäus (Evangelium) 18,10; Lukas (Evangelium) 16,22; Apostelgeschichte 12,7).

Die Bibel erwähnt verschiedene Arten von Engeln, eine klar gegliederte Engelhierarchie ist jedoch nicht ersichtlich (siehe u. a. 1. Samuel 4,4; Jesaja 6; Epheserbrief 1,21; Kolosserbrief 1,16). Seraphim, Cherubim, Thronoi, Herrschaften, Mächte, Gewalten, Fürstentümer, Erzengel und

Engel sind die gängigen Kategorien, die man in der Literatur findet.

Es gibt verschiedene nichtbiblische Schriften, in denen von einer Hierarchie der Engel die Rede ist, beispielsweise die Chroniken des Henoch (ca. 3. Jh. n. Chr.). Henoch beschreibt dort seine Reise in die zehn Himmel, wo er auch Engel sah, und dokumentiert ausführlich, welche Namen und Eigenschaften sie haben und was ihre Aufgaben sind.

In diesem Buch wird ganz bewusst nicht von Engelhierarchien gesprochen, denn hierarchische Modelle erwecken oft den Eindruck, dass bestimmte Engel wichtiger seien als andere – oder zu weit oben in der Hierarchie, um sich mit unseren Problemen zu befassen. Unser Obrigkeitsdenken und unsere Ängste vor Bestrafung bei Fehlverhalten – so genannten Sünden – behindern unsere Kommunikation mit den Engeln und können die Heilung blockieren. Gott und die Engel sind pure, bedingungslose Liebe und strafen nicht! Vertrauen Sie darauf, dass Gott immer genau die richtigen Engel sendet, um Ihnen zu helfen.

Jeder Mensch hat einen oder mehrere persönliche Engel, auch Schutzengel genannt. Sie bieten uns Rat und Hilfe an, mischen sich aber nie gegen unseren freien Willen in unsere Angelegenheiten. Daher ist es wichtig, dass wir sie um Hilfe bitten! Häufig wird in diesem Zusammenhang die Frage nach dem Namen der Schutzengel gestellt. Auch hier findet man unterschiedliche Aussagen in der Literatur. Einerseits wird die Meinung vertreten, dass Schutzengel den Namen ihres Menschen übernehmen, andererseits wird behauptet, dass Schutzengel keine Namen haben. Ich habe in meiner Praxis sowohl Engel erlebt, die eigene Namen haben und sich auch mit diesen Namen vorstellen, als auch Engel, die lediglich Auskunft über ihre Funktion geben. In allen Fällen sind sie bereit, uns zu helfen.

Ich möchte der weit verbreiteten Meinung entgegentreten, es gäbe dunkle, böse Engel. Das stimmt nicht! Wer über dunkle Engel spricht, meint sicher andere, dämonische Wesenheiten. Genauso wenig wie es trockenes Wasser oder kaltes Feuer gibt, gibt es böse Engel. Engel bekämpfen zwar das Böse und die Dunkelheit, aber sie selbst sind niemals böse, sondern verkörpern stets bedingungslose Liebe.

Die meisten Engel sind strahlend und alle haben eine bestimmte Energie, an der wir sie erkennen können. Diese Energie ist immer liebevoll, manchmal eher sanft, manchmal aber auch sehr kraftvoll. Manche Engel fühlen sich eher weiblich an, andere eher männlich, aber grundsätzlich sind Engel androgyne Wesen. Sie wirken zeitlos jugendlich und sind stets voller Energie. Einige tragen wunderschöne Gewänder und haben riesige Flügel, andere sind transparent und sehen eher aus wie Energiewolken oder Lichtkugeln.

Die Botschaften der Engel sind stets neutral und ohne jede Wertung. Es kann aber durchaus sein, dass wir sie als humorvoll, tröstend oder hilfreich empfinden. Engel sagen niemals, dass etwas gedacht, gesagt oder getan werden muss. Es gibt kein Muss in ihrem Wortschatz. Niemals geben sie Befehle oder nehmen den Menschen Entscheidungen ab und immer respektieren sie den freien Willen eines jeden von uns.

Engel sind immer um uns und übernehmen bestimmte Funktionen oder Aufgaben. Sie schützen uns, passen auf uns auf und wirken gewissermaßen hinter den Kulissen zu unserem Wohl. Sie helfen uns, wenn wir neue Projekte in Angriff nehmen; bei der Arbeitssuche, in Liebesangelegenheiten, wenn wir in einer finanziellen Notlage sind, und bei der Reinigung unseres Energiekörpers. Sie wachen über unseren Schlaf und über unsere Selbstheilungsprozesse. Wenn wir uns in Lebensgefahr begeben und unsere Zeit zum Sterben noch nicht gekommen ist, schalten sie sich auch direkt ein, zum Beispiel mit der Botschaft: »Pass auf das Auto auf! Sofort bremsen!«

Die Erzengel

Erzengel sind meistens größer und mächtiger als die einfachen Schutzengel, sie haben ein umfassendes Aufgabengebiet und werden daher manchmal auch als die »Manager« unter den Engeln bezeichnet. Sie bringen häufig eine ganze Schar von Engeln mit sich, die ihnen bei der Bewältigung ihrer Aufgaben behilflich sind.

Ich stelle Ihnen hier die mir bekannten Erzengel vor, also die, mit denen ich selbst Kontakt hatte. In der Literatur findet man sehr unterschiedliche Angaben bezüglich der Anzahl der Erzengel. Das kommt meiner Meinung nach daher, dass manche Engel einfach noch keinen Eingang in unser Bewusstsein gefunden haben. Genau wie immer wieder Sterne und Planeten entdeckt werden, die bisher noch nicht in unserem Bewusstsein existierten, werden wir in Zukunft auch immer mehr »neue« Erzengel entdecken. Erzengel können genau wie andere Engel an mehreren Orten gleichzeitig sein und vielen Menschen zur selben Zeit helfen. Glauben Sie bitte nicht, dass beispielsweise der Erzengel Michael zu sehr mit anderen Menschen beschäftigt ist, um Ihnen zu helfen.

Wenn Sie die Engel um Hilfe bitten wollen, aber nicht all ihre Namen und Funktionen kennen, brauchen Sie keine Hemmungen zu haben. Sie können nichts falsch machen. Ich habe den meisten Erzengeln einen zusätzlichen Namen gegeben, der ihre jeweilige Funktion widerspiegelt, wobei meine Namensgebung natürlich keine Allgemeingültigkeit für sich in Anspruch nimmt. Auch Sie können den Engeln eigene Namen geben, zum Beispiel: »Engel der Liebe«, »Engel der Klarheit«, »Geldengel«, »Reiseengel«. Wählen Sie die Namen immer nach dem, was Sie mit den Engeln verbinden, beziehungsweise danach, welche Hilfestellung Sie von den Engeln bekommen möchten.

Ariel

Der Name Ariel bedeutet »Löwin Gottes«. In der Bibel wird Ariel in Zusammenhang mit König Salomon erwähnt. Dieser Erzengel wird auf Bildern oft in Verbindung mit Löwen dargestellt. Seine Energie fühlt sich eher weiblich, klar und bestimmt an. Seine Aurafarbe ist blassrosa. Der mit ihm assoziierte Kristall ist der Rosenquarz. Er hilft und heilt Tiere, besonders wilde Tiere, und hat die Aufgabe, die Umwelt zu schützen. Ich nenne ihn den *Greenpeace-Engel,* denn er kann beispielsweise Gewässer reinigen und deren Bewohner schützen sowie den vom Aussterben bedrohten Tierarten helfen. Wenn Sie sich für Projekte zum Thema »Umweltschutz« engagieren, kann Ariel Sie dabei kraftvoll unterstützen. Ariel arbeitet eng mit den Naturgeistern und

Feen zusammen, die den Menschen bei der Manifestation ihrer Wünsche helfen und für ihre magischen Kräfte bekannt sind.

Azrael

Der Name Azrael bedeutet »Dem Gott hilft«. Seine Energie fühlt sich unterstützend, ruhig und stark an. Seine Aurafarben sind gebrochenes Weiß und sanftes Gelbgold. Der mit ihm assoziierte Kristall ist der gelbe Kalzid. Dieser Erzengel hat die Aufgabe, Menschen zu unterstützen, die im Sterben liegen. Ich nenne ihn den *Trauer-Engel*. Er hilft den Sterbenden beim Übergang auf die andere Seite, lindert mögliche Schmerzen und erleichtert all ihre Leiden. Mit seiner Heilenergie und seiner Liebe unterstützt er aber auch die Hinterbliebenen und hilft ihnen bei der Bewältigung ihrer Trauer. Wenn Sie also einen geliebten Menschen verloren haben und keinen Sinn in dessen Tod sehen, wenn Sie nicht zur Ruhe kommen und nicht mehr weiter wissen, sollten Sie Azrael um Hilfe bitten. Er wird Ihnen weitere Engel zur Seite stellen, damit Sie auf allen Ebenen Trost und Heilung erfahren.

Chamuel

Der Name Chamuel bedeutet »Er, der Gott sieht«. Seine Energie fühlt sich kraftvoll und friedlich an, so, als könne ihn wirklich nichts erschüttern. Mit seiner starken liebevollen Präsenz vermittelt er das Gefühl, dass keiner an ihm vorbeikommt, den er nicht an sich vorbeilassen will. Wenn Sie mit Chamuel in Verbindung treten, spüren Sie sofort eine Wärme und ein

Kribbeln in Ihrem Körper. Seine Aurafarbe wechselt zwischen Blassgrün, Weiß und Rötlich. Der ihm zugeordnete Kristall ist der grüne Fluorid. Chamuel schützt die Welt vor ängstigenden niedrigen Energieformen und bringt Frieden. Ich nenne ihn den *Rausschmeißer-Engel,* weil er alle Angriffe oder Übernahmeversuche dieser Welt oder anderer Menschen abwehren kann. Wenn Sie Angst vor möglichen negativen Einflüssen oder Katastrophen haben, können Sie Chamuel bitten, diese Einflüsse abzuwehren und Sie zu schützen. Auch wenn Sie Angst haben, dass Ihr Kind, Ihre Familienangehörigen oder Ihre Freunde in schlechte Kreise geraten könnten oder bereits unter negativem Einfluss stehen, können Sie Chamuel um Hilfe bitten. Chamuel hilft bei der Schaffung eines tragfähigen Fundaments für all unsere Beziehungen: am Arbeitsplatz und im Privatleben. Auch wenn Sie Ihren Lebenspartner oder Ihren Lebenszweck noch nicht gefunden haben, können Sie Erzengel Chamuel um Hilfe bitten. Er wird Ihnen helfen, all das zu finden, wonach Sie suchen (Menschen, Gegenstände und/oder Situationen), und das loszuwerden, was Sie nicht mehr brauchen.

Gabriel

Der Name Gabriel bedeutet »Bote Gottes«. Dieser Erzengel fühlt sich sanft, helfend, eher weiblich, aber gleichzeitig stark an, so, als wollte er uns auf etwas aufmerksam machen und uns den Weg zeigen. Seine Aura ist kupferfarben. Wenn er Ihnen hilft, seine Botschaften zu verstehen, können Sie seine transformierenden Energien auch als ein zartes Lila wahrnehmen. Der mit ihm in Verbindung gebrachte Kristall ist der Citrin. In der Bibel wird berichtet, dass der Erzengel Gabriel Maria die Geburt ihres Sohnes Jesus verkündet hat. Nach der islamischen Überlieferung soll er dem Propheten Mohammed den Koran diktiert haben. Daher bezeichne ich Gabriel als *Botschafter-Engel*. Wenn Sie Probleme haben, ein Kind zu empfangen, oder Schwierigkeiten mit Schwangerschaft und Geburt oder wenn Sie ein Kind adoptieren möchten, sollten Sie Gabriel um Hilfe bitten. Auch bei der »Geburt« von neuen Vorhaben und kreativen Projekten, beispielsweise beim Schreiben eines Buches, beim Komponieren eines Musikstückes, bei der Konzeption von TV- oder Radio-Produktionen oder beim Schaffen eines Kunstprojekts, steht Ihnen Gabriel wie ein Coach zur Seite und vertreibt Ängste und Zweifel, die das Projekt in Verzug bringen könnten. Gabriel sorgt dafür, dass die kreativen Energien fließen und dass Projekte, die der Menschheit helfen und positive Veränderung bringen, gut gelingen und weiten Anklang finden. (Erzengel Gabriel ist auch der Geburtshelfer und Projektleiter dieses Buches und der gleichnamigen CD.)

Haniel

Der Name Haniel bedeutet »Ruhm Gottes«. Die Energie dieses Erzengels fühlt sich leicht, geduldig, weiblich und mystisch an. Seine Aura ist von bläulich-weißer Farbe wie ein strahlender Vollmond. Der ihm zugeordnete Heilstein ist der Mondstein. Haniel unterstützt den Zyklus der Frau, der naturgemäß mit den Mondphasen in Verbindung steht. Wenn Sie sich für den Mond, für Astrologie, für Astronomie sowie für spirituelle und natürliche Heilweisen interessieren, kann

Haniel Sie bei Ihrer Arbeit unterstützen. Auch wenn Sie mit Kristallen heilen oder Heilmittel, Heiltees und Heillotionen herstellen, können Sie Haniel um Hilfe bitten. Wenn Sie Ihre geistigen Fähigkeiten, beispielsweise Ihre Hellsichtigkeit, stärker zum Ausdruck bringen möchten, kann Haniel Sie dabei unterstützen. Auch wenn Ihnen ein wichtiges Ereignis bevorsteht, etwa ein öffentlicher Auftritt, ein Vorstellungsgespräch oder Ähnliches, sollten Sie Haniel bitten, Sie zu begleiten. Er wird Ihnen helfen, eventuelle Nervosität abzubauen und harmonisierende Energien wirken zu lassen. Ich nenne Haniel den *Engel der Weiblichkeit,* auch weil er dem Planeten Venus zugeordnet ist.

Jeremiel

Der Name Jeremiel bedeutet »Gnade Gottes«. Seine Energie fühlt sich tragend, transzendierend und beflügelnd an. Seine Aurafarben sind ein helles Violett und ein helles Weiß. Der mit ihm assoziierte Kristall ist der Amethyst. Jeremiel hilft mit Hellsichtigkeit, prophetischen Visionen und Traumdeutungen. Wenn Sie besser verstehen möchten, wie die Ereignisse in Ihrem Leben zusammenhängen, und wenn Sie sowohl in die Vergangenheit als auch in die Zukunft schauen möchten, kann Jeremiel Ihnen helfen. Er verhilft Ihnen zu Klarheit über die Schritte, die als Nächstes zu gehen sind, und heilt Emotionen, die Sie blockieren können. Jeremiel unterstützt Sie auch, wenn es darum geht, sich und anderen zu vergeben. Ich nenne Jeremiel den *Propheten-Engel.*

Jophiel

Der Name Jophiel bedeutet »Schönheit Gottes«. Die Energie dieses Erzengels fühlt sich freundlich, weiblich und wunderschön an, etwa so, als wolle er uns in die Arme nehmen und mit uns tanzen. Seine Aurafarbe ist Rosarot mit Gold. Der ihm zugeordnete Heilstein ist der rosarote Turmalin. Seine Aufgabe besteht darin, uns aufzuheitern und auf gute Gedanken zu bringen – auf Gedanken, die unser Leben positiv beeinflussen. Er hilft sowohl beim Auflösen von Negativität und Chaos als auch beim Auflösen negativer Glaubensmuster und Programme und bringt Schönheit und angenehme Erfahrungen. Wenn Sie zu viel arbeiten, nur noch Stress haben und die Welt Ihnen allenfalls bescheiden vorkommt, sollten Sie Jophiel rufen und ihn um Abwechslung bitten. Ich nenne ihn den *Gute-Laune-Engel*. Meditieren Sie mit Jophiel, wann immer Sie sich gedanklich im Kreis drehen und nicht weiter wissen, denn er kann Ihnen helfen, kreative Lösungen für Ihre Probleme zu finden. Jophiel gilt auch als Beschützer der Künstler, denn er unterstützt alles Schöne und Schöngeistige.

Metatron

Dieser Erzengel stellt, ähnlich wie Sandalphon, insofern eine Ausnahme dar, als sein Name nicht auf *el* endet. Die Endung *el* bedeutet »göttlichen Ursprungs«. Metatron aber hat einen anderen Ursprung: Er lebte als Prophet Enoch auf der Erde. Enoch, der in der Bibel als »der mit Gott Wandelnde« beschrieben wird, bewahrte selbst in seiner menschlichen Inkarnation seine Reinheit und verwandelte sich nach seinem Tod in den Erzengel Metatron. Seine Energie fühlt sich stark, wissend, klar und rein an, so, als trüge er das ganze Wissen der Erde in sich. Seine Aurafarben sind ist Blaugrün und Rosa und der ihm zugeordnete Heilstein ist der Turmalin. Eine seiner Aufgaben besteht darin, alles, was auf der Erde geschieht, in die so genannte Akasha-Chronik aufzunehmen, die auch als Bibliothek beziehungsweise Buch des Lebens bekannt ist. Metatron vermittelt zwischen Himmel und Erde. Er hilft uns, das Reich der Engel besser zu verstehen. Wenn Sie etwas in Ihrem Leben ändern, Verträge mit Ex-Ehepartnern auflösen oder sich von Gelübden befreien möchten, die Sie in diesem oder in anderen Leben abgelegt haben, können Sie Metatron bitten, die entsprechenden Eintragungen im Buch des Lebens zu löschen. Und wenn das geschehen ist, tragen Sie dort ein, was immer Ihren Wünschen entspricht.

Metatron hilft auch bei Lernschwierigkeiten und anderen Kindheitsproblemen. Wenn Sie es mit Schulkindern zu tun haben, die sich schlecht konzentrieren können oder nicht richtig motiviert sind, können Sie Metatron um Hilfe bitten. Viele spirituell veranlagte Kinder werden fälschlicherweise als verhaltensgestört bezeichnet oder bekommen die Diagnose ADS (Aufmerksamkeits-Defizit-Syndrom) und werden dann traurigerweise mit Medikamenten ruhig gestellt. Bitten Sie Metatron um Hilfe, wenn Sie es mit solchen Kindern zu tun haben. Er wird Ihnen alternative Behandlungsmöglichkeiten aufzeigen.

Michael

Der Name Michael bedeutet »Er, der wie Gott ist«. Dieser Erzengel hat die Energie eines überlegenen Strategen und

Anführers und seine kraftvolle Präsenz ist immer sofort spürbar. Seine Aurafarbe ist Gold mit Purpur und der ihm zugeordnete Heilstein ist der Sugalit. Seine Hauptaufgabe ist es, die Erde und ihre Bewohner von Angst und negativen Energien zu befreien. Erzengel Michael hilft vor allem Menschen, die als »Lichtarbeiter« bezeichnet werden und deren Mission es ist, spirituelles Wissen zu verbreiten, indem sie als spirituelle Lehrer oder Heiler arbeiten (hauptberuflich oder auch nur im Freundes- und Familienkreis). Ich bezeichne Michael als *Retter-/Ritter-Engel*. Er wird oft mit einem leuchtend blauen Lichtschwert dargestellt, mit dem er unter anderem ätherische Schnüre durchtrennen kann. Er befreit sowohl von negativen Wesenheiten als auch von Ängsten. Erzengel Michael gilt übrigens auch als Schutzpatron der Polizisten. Wann immer Sie sich in einer bedrohlichen Situation befinden und sich kraftlos und/oder mutlos fühlen, sollten Sie Michael um Schutz und Hilfe bitten.

Raguel

Der Name Raguel bedeutet »Freund Gottes«. Raguels Energie fühlt sich verlässlich und beschützend an. Es ist, als stünde er direkt hinter Ihnen und würde Ihnen Mut und Vertrauen schenken. Seine Aurafarbe ist Blassblau, und die mit ihm assoziierten Kristalle sind der Aquamarin und der Aqua-Aura-Kristall (klarer Quarzkristall, der in einem speziellen Prozess unter Druck eine Verbindung mit Gold eingeht und danach türkis wird). Er wird oft als der Engel der Gerechtigkeit und der Fairness bezeichnet, der vor allem benachteiligten und misshandelten Menschen zu Hilfe kommt. Wie ein spiritueller Berater, Therapeut und Rechtsanwalt ist er dafür zuständig, dass alles in geordneten, harmonischen Bahnen verläuft und dem Willen Gottes entspricht. Wann immer Sie sich ungerecht behandelt oder hintergangen fühlen, sollten Sie Erzengel Raguel um Hilfe bitten. Er wird Ihnen helfen, Konflikte zu lösen, die Kooperationsbereitschaft anderer Menschen zu fördern und Missverständnisse aufzuklären. Dabei stärkt Raguel Ihr Selbstvertrauen und bringt Frieden und Harmonie in Ihren Alltag. Ich nenne ihn den *Gerechtigkeitsengel.*

Raphael

Der Name Raphael bedeutet »Der durch Gott heilt«. Seine Energie fühlt sich liebevoll, sanft und freundlich an, so, als ginge alles mit Leichtigkeit. Seine Aurafarben sind Smaragdgrün und Gold. Der ihm zugeordnete Heilstein ist der Malachit. Raphael hilft bei der Heilung aller Krankheiten, an denen Menschen und Tiere leiden können. Raphael unterstützt die Arbeit aller Menschen in Heilberufen. Er führt Heiler durch Behandlungen und führt mit seinen Helferengeln Energieheilungen und ätherische Operationen durch. Raphael kann Sie bei der Entscheidung unterstützen, welche Behandlungsmethode zu wählen ist oder wie lange eine Behandlung dauern soll. Er berät bei der Herstellung von alternativen Heilmitteln und leitet Heilmeditationen an.

Die Erzengel Raphael und Michael arbeiten oft als Team zusammen, um negative Geistwesen von Menschen und Orten zu entfernen. Wenn Sie Ihr Heim oder Ihren Arbeitsplatz energetisch reinigen möchten, sollten Sie beide Erzengel um Hilfe bitten. Rapahel hilft auch bei der Öffnung des dritten Auges (Hellsichtigkeit), indem er emotionale Wunden heilt, die bei der Ausübung einer spirituellen Tätigkeit in diesem oder einem früheren Leben entstanden sein können. Ich nenne Raphael den *Heilerengel*. Er ist auch als Schutzpatron der Reisenden bekannt und sorgt beispielsweise für einen sicheren Flug, einen reibungslosen Transport und eine angenehme Unterkunft auf Ihren Reisen. Er beschützt die Menschen aber auch auf ihren inneren Reisen und bei ihrer Suche nach Wahrheit, Heilung und Liebe.

Raziel

Der Name Raziel bedeutet »Geheimnisse Gottes«. Die Energie dieses Erzengels fühlt sich subtil, mystisch, weise und geheimnisvoll an. Seine Aura kann alle Farben des Regenbogens annehmen. Als Heilsteine sind ihm der klare Quarzkristall zugeordnet und der Engel-Aura-Kristall (klarer Quarzkristall, der in einem speziellen Prozess unter Druck eine Verbindung mit Silber und Platin eingeht und danach irisierend schimmert). Raziel hilft bei der Auflösung spiritueller und psychischer Blockaden, die oft aus vergangenen Leben stammen, in denen Heiler wegen ihrer spirituellen Fähigkeiten verfolgt und bestraft wurden. Wenn Sie an Ihren spirituellen Fähigkeiten arbeiten möchten, kann Raziel Sie dabei unterstützen, die Botschaften, die Gott durch die Engel schickt, besser wahrzunehmen, das heißt, sie zu hören, zu sehen, zu fühlen und zu wissen. Er hilft Ihnen auch, spirituelle Konzepte und universelle Gesetzmäßigkeiten leichter zu verstehen. Beispielsweise erleichtert er den Zugang zur Alchemie, zur Quantenphysik und zur heiligen Geometrie, indem er Ihre limitierenden Glaubenssysteme auflöst. Wenn Sie Ihre Wünsche wahr werden lassen wollen, steht Raziel Ihnen mit seiner Weisheit über die Geheimnisse des Universums zur Seite. Ich nenne ihn den *Zauberer unter den Engeln*, denn mit seiner Hilfe geschehen Wunder, Hindernisse lösen sich auf und Sie können Dinge manifestieren, die andere für unmöglich halten.

Sandalphon

Der Name Sandalphon kommt aus dem Griechischen und bedeutet »Bruder«. Wie der Name Metatron (siehe dort) endet er nicht auf *el*. Wie wir aus der Bibel erfahren, war auch Sandalphon ein Prophet, nämlich Elijah. Die Propheten Elijah und Enoch (Metatron) kann man im übertragenen Sinne als Brüder bezeichnen, die von Gott zu unsterblichen Erzengeln gemacht und damit für ihre Arbeit auf der Erde ausgezeichnet wurden. Sandalphons Energie fühlt sich sehr jugendlich und hilfsbereit an, so, als würde er uns bei allem, was wir tun, weiterhelfen und uns die Last abnehmen, die wir so oft mit uns rumtragen. Seine Aurafarbe ist Türkis, und als Heilstein ist ihm der Türkis zugeordnet. Seine Hauptaufgabe ist, unsere Gebete zu Gott zu tragen, damit sie beantwortet werden können. Dann bringt Sandalphon, dessen Energie sich vom Himmel bis zur Erde erstreckt, Gottes Antworten zu uns – oft in Form von Musik und Inspiration. Es kann zum Beispiel sein, dass Sie ein Lied im Kopf haben, das Sie ständig vor sich hinsummen oder häufig im Radio hören. Wenn Sie Schwierigkeiten haben, diese Form von Botschaften zu verstehen, sollten Sie zusätzlich um Klarheit bitten. Sandalphon hilft Musikern beim Komponieren ihrer Musik, besonders wenn diese zu Heilzwecken eingesetzt wird. Außerdem hilft er, aggressive Tendenzen bei Mensch und Tier zu heilen.

Uriel

Der Name Uriel bedeutet »Gott ist Licht«. Seine Energie fühlt sich beschützend und helfend an, so, als wolle er uns vor etwas bewahren. Seine Aurafarbe ist Blassgelb, als Heilstein ist ihm der Bernstein zugeordnet. Uriel warnte Noah vor der drohenden Flut und ist daher als der Erzengel bekannt, der uns vor Naturkatastrophen wie Überflutungen, Wirbelstürmen, Erdbeben und Vulkanausbrüchen bewahren kann oder uns hilft, mit den Folgen solcher Katastrophen leichter fertig zu werden. Uriel bringt Licht in das Unheil und hilft uns, einen Ausweg aus jeder schwierigen Lebenslage zu finden, indem er uns zusätzliche Informationen zur Verfügung stellt. Wenn Sie Opfer einer Katastrophe geworden und deswegen verbittert sind, mit dem Schicksal hadern und nicht vergeben können, sollten Sie Uriel um Hilfe bitten. Er wird diese Energien mit seinem Licht und seiner Liebe auflösen, Ihnen neuen Mut schenken und bewirken, dass Sie aus dieser Situation lernen und gestärkt daraus hervorgehen. Ich nenne Uriel den *Nothelfer-Engel.*

Zadkiel

Der Name Zadkiel bedeutet »Rechtschaffenheit Gottes«. Die Energie dieses Erzengels fühlt sich ruhig, klar und mitfühlend an. Seine Aurafarbe ist Dunkelblau, als Heilstein ist ihm der

Lapislazuli zugeordnet. In der Bibel wird geschildert, wie Zadkiel Abraham daran hinderte, seinen Sohn Isaak zu opfern. Zadkiel wird auch *Engel der Gnade und des Wohlwollens* genannt, und dem schließe ich mich an. Zadkiels Hauptaufgabe ist es, uns beim Verzeihen zu helfen. Mit seiner Hilfe fällt es uns leichter, uns selbst und anderen zu verzeihen. Wenn Sie sich Vorwürfe machen oder über andere Menschen urteilen, hilft Ihnen Zadkiel, diese negativen Energien loszulassen und durch Mitgefühl zu ersetzen. Besonders hilfreich ist es, die Erzengel Zadkiel und Michael gleichzeitig um Hilfe zu bitten. Sie sind ein starkes Team und können Ihnen mit ihren vereinten Kräften helfen, den emotionalen Ballast abzuwerfen, der sich durch die Unfähigkeit zu verzeihen ansammelt und Heilung verhindert. Erzengel Zadkiel ist außerdem eine große Hilfe, wenn Sie etwas vergessen oder verloren haben, denn er stärkt Ihr Erinnerungsvermögen (auch bei Prüfungen) und hilft Ihnen, Verlorenes wiederzubekommen.

Cherubime und Seraphime

Diese Engel nenne ich *Musik-Engel,* denn sie bilden himmlische Chöre und machen wunderschöne Musik, deren energetische Schwingung einen heilenden Effekt auf das Energiesystem unseres Körpers hat. Durch die himmlischen Klänge bilden sich Energiespiralen, die unserer DNS gleichen, und jede Zelle mit Harmonie durchdringen. Damit haben die Engel die Möglichkeit, Informationen auf der Zellebene zu verändern und Heilung in Gang zu setzen.

Die Geschichte meiner Klientin Grete ist ein gutes Beispiel dafür, wie Menschen den Gesang und die Musik der Cherubime und Seraphime wahrnehmen:

»Es war im Winter 1948. Mein Baby war erst fünf Monate alt, es hatte Husten und hohes Fieber. Die Wohnung war kalt und es hatte wieder geschneit. Ich war traurig, konnte nicht schlafen und fühlte mich allein mit meinen Sorgen um mein Kind. Ich betete zu Gott und den Engeln um Hilfe. Mitten in der Nacht, so gegen drei Uhr morgens, hörte ich plötzlich leise Musik. Ich stand auf und wollte herausfinden, woher diese Musik kam. Ich ging ins Wohnzimmer. Dort schlief meine Schwester. Wir hatten kein Radio und keinen Fernseher zu dieser Zeit. Ich ging wieder ins Bett und lauschte noch etwa zwanzig Minuten diesen leisen, wundersamen Klängen. Noch nie hatte ich etwas Ähnliches gehört. Am nächsten Morgen beim Frühstück fragte ich meine Schwester, ob sie in der letzten Nacht Musik gehört habe. Sie hatte keine Ahnung, wovon ich sprach. Ich stellte Nachforschungen an und ging hinaus, um festzustellen, ob dort vielleicht etwas Ungewöhnliches stattgefunden hatte. Mir war, als sei die Musik vor meinem Schlafzimmerfenster gespielt worden. Doch draußen im Schnee waren keine Spuren zu sehen. Schließlich glaubte ich, mir alles nur eingebildet zu haben. Mein Kind schlief ungewöhnlich viel an diesem Tag und nahm kaum Nahrung zu sich. Ich betete weiter. In der folgenden Nacht wälzte ich mich wieder von einer Seite auf die andere, weil ich nicht schlafen konnte, und fast zur gleichen Zeit hörte ich wieder diese seltsamen Klänge. Diesmal war ich sicher, dass sie nicht von draußen kamen. Vielmehr schien es, als wäre das ganze Zimmer davon erfüllt und als würden die Klänge mein Baby und mich regelrecht einhüllen. Ich wurde ruhiger und ein tiefes Gefühl des Friedens und der Zuversicht überkam mich. In dem Moment wusste ich, dass dies keine irdischen Klänge waren und dass Gott meine Gebete erhört hatte. Ich fiel in einen tiefen Schlaf und wurde am nächsten Morgen von den Geräuschen geweckt, die mein Kind machte. Es war aber kein Husten, was ich da hörte, sondern mehr ein Glucksen. Sofort sah ich, dass es meinem Baby besser ging. Das Fieber war gesunken. Ich war von ganzem Herzen dankbar für diese Heilung. Und auch wenn ich diese Engelmusik, wie ich sie nenne, danach nie mehr gehört habe, werde ich sie nie vergessen.«

Kapitel 8

Quantum-Engel-Reading

Wunder stehen nicht im Gegensatz zur Natur,
sondern nur im Gegensatz zu dem,
was wir über die Natur wissen.

Augustinus,
Kirchenvater (354–430)

Die Quantum-Engel-Heilung basiert auf der Tatsache, dass Materie aus vibrierenden Energieteilchen besteht, die bestimmte Informationen enthalten und aussenden. In einem Reading »liest« der Therapeut diese Informationen. Das ist ein ganz natürlicher Prozess, der durch regelmäßige energetische Reinigung unterstützt wird und während der Energiebehandlung in Gang kommt. Im Rahmen dieses Prozesses hat der Therapeut Zugang zu seinen angeborenen hellsichtigen Fähigkeiten und empfängt ganz spontan Informationen über den Klienten.

Während Sie ein Reading mit einem Klienten durchführen, können Sie auch Informationen über alle Personen empfangen, mit denen Ihr Klient Kontakt hat beziehungsweise energetisch verbunden ist: Ehepartner, Kinder, Geschwister, Eltern, Freunde, Arbeitskollegen. Dazu brauchen Sie lediglich den Vornamen der Person, über die Sie etwas wissen wollen.

Bei häufigen Vornamen oder wenn es beispielsweise mehrere Personen mit dem gleichen Vornamen in der Familie Ihres Klienten gibt, können Sie noch das Alter und den Aufenthaltsort der Person angeben. Wenn Sie auch noch die Engel dieser Person einladen, werden Sie sofort Zugang zu den gewünschten Informationen haben, ganz so, als sei die betreffende Person persönlich anwesend. Auf diese Weise können Sie Informationen über die Gedanken und Gefühle eines Menschen bekommen, über seine Charaktereigenschaften, seinen Gesundheitszustand und so weiter. Diese Informationen sollten aber nur dazu dienen, Ihrem Klienten zu helfen, und es versteht sich von selbst, dass ihre Beschaffung die Privatsphäre der anderen Person nicht verletzen darf. Ihr Ziel ist Heilung und Ihre innere Haltung ist von Liebe, Frieden und Mitgefühl geprägt.

Es kommt ab und zu vor, dass Klienten das, was die Engel ihnen an Empfehlungen und Hilfestellungen geben, nicht hören wollen. Das ist oft der Grund dafür, dass sie in kurzen Abständen mehrere Termine haben möchten und immer wieder die gleichen Fragen stellen. Fallen Sie bitte nicht darauf herein – auch wenn Sie Verständnis für die Situation haben, es Ihnen schmeichelt, angeblich gebraucht zu werden, und solche Klienten Ihnen ein zuverlässiges Einkommen garantieren könnten. Sie helfen niemandem, indem sie ihn von sich abhängig machen. Damit würden Sie sich auch selbst einen schlechten Dienst erweisen und Ihre unterschwellige Angst vor Einkommensverlust (die Sie in diesem Fall hätten) noch verstärken. Die Arbeit eines Quantum-Engel-Heilers zielt darauf, anderen Menschen zu helfen, in ihre eigene Kraft zu kommen sowie ihre Selbstheilungskräfte und ihr Selbstbewusstsein zu stärken. Mit Selbstbewusstsein ist das eigene Gottesbewusstsein gemeint und die Fähigkeit, auf die eigene innere Führung zu vertrauen.

Vorbereitung

In den ersten Kapiteln dieses Buches war bereits von der Bedeutung der energetischen Reinigung und der Intention die Rede. Vor Beginn eines Readings ist es außerdem wichtig, dass Sie genügend Wasser trinken, denn Sie werden hohe Energien über Ihre Nervenbahnen weiterleiten, und das verbraucht Wasser. Stellen Sie sicher, dass Sie in einem energetisch gereinigten Raum arbeiten, wo Sie möglichst ungestört sind. Es empfiehlt sich zudem, ausgeruht und mit nicht zu vollem Magen zu arbeiten. Das erhöht Ihre Aufnahmefähigkeit für feinstoffliche Energien. Machen Sie einen Spaziergang, das erdet Ihre Energie und hilft Ihnen, Ihr Herzchakra zu öffnen. Auf keinen Fall sollten Sie Alkohohl oder andere stimulierende Substanzen zu sich nehmen. Dazu gehören legale und illegale Drogen, Schmerz- und Beruhigungsmittel ebenso wie stimulierende Präparate auf Pflanzenbasis, Zigaretten und Kaffee.

Je reiner Ihr Körper, Ihre Emotionen, Ihre Gedanken und Ihr energetischer Kanal sind, desto klarer werden Sie die göttlichen Botschaften der Engel empfangen können.

Zusätzlich empfehle ich, vor jedem Reading und jeder Energiebehandlung ein Gebet zu sprechen. Es verbindet Sie bewusst mit der göttlichen Quelle, schützt vor unerwünschten, möglicherweise störenden Energien und hilft Ihnen, sich darauf zu konzentrieren, dass Sie lediglich ein Kanal für die Botschaften der Engel sind und nicht deren Quelle. Auf diese Weise bleibt Ihr Ego außen vor, und das beinhaltet Emotionen wie Stolz, Angst und Kontrollbedürfnisse. Sie können beispielsweise das Vaterunser sprechen. Es reinigt die Aura und gleicht alle Chakren aus.

Vater unser im Himmel,	öffnet alle Chakren
geheiligt werde dein Name,	7. Chakra
dein Reich komme, dein Wille geschehe,	3. Chakra
wie im Himmel so auf Erden.	2. Chakra
Unser tägliches Brot gib uns heute.	1. Chakra
Und vergib uns unsere Schuld,	
wie auch wir vergeben unseren Schuldigern.	4. Chakra
Und führe uns nicht in Versuchung,	
sondern erlöse uns von dem Bösen.	6. Chakra
Denn dein ist das Reich und die Kraft	
und die Herrlichkeit in Ewigkeit. Amen.	5. Chakra

Verwenden Sie Gebete, die Ihrer Religion und Ihrem Glauben entsprechen, hüten Sie sich jedoch davor, Ihren Klienten Ihre Glaubenssysteme aufzuoktroyieren. Erklären Sie Ihnen, dass Sie sich an Gott und die Engel wenden, um sich auf deren Heilenergien und Botschaften vorzubereiten.

Wenn Sie mehr Bezug zum weiblichen Aspekt der göttlichen Energie haben, können Sie sich auch an die Gottesmutter Maria wenden, zum Beispiel mit einem Gebet wie dem *Ave Maria*:

Gegrüßet seist du Maria, voll der Ehre und der Gnade.
Der Herr ist mit dir.
Du bist gebenedeit unter den Frauen,
und gebenedeit ist die Frucht deines Leibes, Jesus,
der mit dir und dem Vater lebt und regiert in Ewigkeit.
Heilige Maria, Mutter Gottes,
Herrin aller Engel,
kämpfe und siege für uns,
jetzt und in der Stunde unseres Sterbens.

Anschließend können Sie in Ihren eigenen Worten darum bitten, dass Maria Ihnen die Engel sendet, die Ihnen bei Ihrem Reading beziehungsweise Ihrer Energiebehandlung helfen können.

Das folgende Gebet ist ein weiteres Beispiel für ein informelles Eröffnungsgebet:

Ich rufe all meine Engel und Geistigen Lehrer (z. B. Jesus Christus) sowie alle Engel von (Name des Klienten).

Ich bitte darum, dass unsere Energiefelder und dieser Raum von allen negativen Energien und bösen Wesenheiten gereinigt werden und ich ein klarer Kanal für die göttlichen Botschaften der Engel und deren Heilenergien sein kann.

Ich bitte die Erzengel Michael und Raphael (und/oder andere Engel Ihrer Wahl), mich durch dieses Reading zu führen und einen göttlichen Schutz um mich herum aufzubauen (z. B. visualisieren Sie, dass Sie sich zusammen mit Ihrem Klienten in einer Lichtpyramide, einem Heiltempel oder einem weißen Lichtkreis befinden).

Helft mir, eure Botschaften entspannt und mit Freude zu hören, zu sehen, zu fühlen und dann zu wissen, wie meinem Klienten zum höchsten Wohl aller geholfen werden kann.

Danke. Amen.

Durchführung des Readings

Wenn Sie mithilfe der Engelatmung erreicht haben, dass sowohl Ihre eigene Frequenz als auch die Ihres Klienten hoch genug ist, setzen Sie sich Ihrem Klienten gegenüber. Dabei können Sie die Augen entweder schließen oder offen lassen und entweder die Hände Ihres Klienten halten oder einen Engel-Aura-Kristall (Quarz), der Ihnen hilft, klare Botschaften zu empfangen – ähnlich wie die Antenne beim Radio.

Falls Ihr Klient weint, aufgeregt und nervös ist oder starke Schmerzen hat, legen Sie Ihre Hände zunächst auf sein Herzchakra und lassen die Energien der Engel durch Ihre Hände fließen. Innerhalb von zehn bis fünfzehn Minuten wird sich Ihr Klient entspannen und beruhigen und seine Schmerzen werden nachlassen. Nun ist er aufnahmefähig für die Botschaften der Engel.

Sie können die Engel bitten, Ihnen mitzuteilen, welche Themen in diesem Reading am wichtigsten sind. Vielleicht hören Sie Begriffe wie Gesundheit, Kinder und Partnerschaft. Manchmal nennen die Engel Ihnen auch die Namen oder Merkmale von Personen, über die sie sprechen möchten. Vielleicht zeigen sie Ihnen auch Bilder oder übermitteln Nachrichten in Form von längeren Textbotschaften. Oft werden genau die Themen angesprochen, über die der Klient Auskunft haben wollte.

Bitten Sie Ihren Klienten nun, sich auf ein Thema zu konzentrieren und den Engeln, nicht Ihnen (!), eine wichtige Frage zu stellen. Wenn diese Frage mit einer Person zu tun hat, soll der Klient den Namen dieser Person nennen. Sie wollen an dieser Stelle nicht die ganze Lebensgeschichte Ihres Klienten oder seine Meinung zu verschiedenen Themen hören. Unterbrechen Sie ihn gegebenenfalls und bestehen Sie auf einer klaren Frage. Lassen Sie die Energien fließen und geben Sie die empfangenen Botschaften weiter. Beschreiben Sie dabei genau, was Sie sehen, hören, fühlen und wissen. Bitten Sie Ihren Klienten, weitere Fragen zu stellen. Das regt den Energiefluss an und öffnet Sie noch für den Empfang von Informationen. Seien Sie absolut offen und ehrlich. Sprechen Sie auch dann über die empfangenen Informationen, wenn Sie sich nicht sicher sind, was sie bedeuten. Interpretieren Sie nichts und fügen Sie nichts hinzu. Ihre eigene Meinung (Ihr Ego) ist nicht gefragt. Wenn Sie Ihrem Klienten einen Rat von Mensch zu Mensch zukommen lassen wollen, sollten Sie dazusagen, dass es sich hier um Ihre persönliche Empfehlung handelt.

Später, wenn Sie etwas mehr Praxis haben, wird es Ihnen leichter fallen, mit den Engeln zu kommunizieren, ohne Ihren Klienten zu berühren. Sie können sich dann beispielsweise der Psychometrie bedienen, indem Sie einen metallenen Gegenstand in die Hand nehmen, mit dem Ihr Klient oft Kontakt hat, zum Beispiel eine Armbanduhr, einen Ring oder einen Schlüssel. Die Schwingungen persönlicher Gegenstände enthalten zahlreiche Informationen über deren Besitzer. Sie nehmen drei bis vier tiefe Engelatemzüge, die Engel transformieren die Schwingungen und Sie empfangen verständliche Informationen als Bilder, Töne, Gefühle, Gerüche und so weiter. Die Technik der Psychometrie können Sie üben.

- Lassen Sie sich von ein paar Freunden (oder deren Freunden), metallene Gegenstände geben (Schlüssel, Armbanduhr, Kette). Sie wissen nicht, wem welcher Gegenstand gehört.
- Nehmen Sie nun einen Gegenstand nach dem anderen in die Hand, und achten Sie darauf, welche Bilder und Informationen auftauchen.
- Schreiben Sie auf, was Sie wahrgenommen haben.
- Sie können sich zum Beispiel fragen:
- Ist die Person, der dieser Gegenstand gehört, männlich oder weiblich?
- Ist sie alt oder jung?
- Ist sie eher fröhlich oder eher ernst oder gar traurig?
- Sie werden erstaunt sein, wie viele Informationen Sie erhalten.
- Vertrauen Sie auf Ihre Fähigkeiten und erwarten Sie keine Bestätigung.

Obwohl ich in zahlreichen Readings schon viel erlebt habe und immer genau das weitergebe, was ich als Information bekomme, wundere ich mich manchmal über die Botschaften der Engel. Im Reading mit meiner Klientin Monika hatten wir schon eine ganze Weile über das Thema »Gesundheit« gesprochen, als mir meine Engel plötzlich ein Bild zeigten: eine klebrige, eklige, hellgrüne Masse, die mich an Schleimi erinnerte, jene grüne Pampe, die ich bisher nur in Kinderhänden gesehen hatte. Ich sah als inneres Bild, wie meine Klientin diese grüne Masse in sich hinein löffelte. Nachdem ich ein paar Mal tief ein und aus geatmet hatte, beschrieb ich meiner Klientin, was ich sah. Verzückt rief sie: »Oh ja, das ist mein neues Algenprodukt, das ich mir aus Kalifornien schicken lasse. Ich esse es täglich. Es ist zwar richtig teuer, soll aber sehr gesund sein, und ich fühle mich auch schon viel besser!« Wieder einmal hatten die Engel mich mit einem Bild überrascht, das für mich zwar keinen Sinn machte, wohl aber für meine Klientin: Monika war überzeugt, mit diesem neuen Gesundheitsprodukt auf dem richtigen Weg zu sein.

Vertrauen Sie den Informationen, die Sie bekommen, auch wenn Sie persönlich damit nichts anfangen können!

Eventuelle Zweifel an der Richtigkeit der erhaltenen Informationen können Sie dadurch ausräumen, dass Sie Ihre Verbindung zu den Engeln noch einmal überprüfen. Trinken Sie ein großes Glas Wasser, nehmen Sie ein paar tiefe Engelatemzüge und bitten Sie darum, dass blockierende Energien wie Ängste, Zweifel und Vorurteile entfernt werden. Kein Hellseher ist immer und unter allen Umständen zu hundert Prozent zuverlässig. Das kann einerseits daran liegen, dass seine Empfangskanäle von Energien wie den oben genannten blockiert sind, andererseits aber auch einfach an Konzentrationsschwäche und Müdigkeit. Tun Sie Ihr Bestes!

Die Engel in eigener Sache befragen

Wenn Sie nicht mit Klienten arbeiten, sondern in eigener Sache mit den Engeln kommunizieren möchten, ist die folgende Meditation hilfreich. Führen Sie als Einleitung die Engelatmung (Seite 70 f.) durch.

- Setzen oder legen Sie sich in eine für Sie angenehme Position. Achten Sie darauf, dass Sie durch kein Kleidungsstück eingeengt werden. Atmen Sie mehrmals tief ein und aus und spüren Sie, wie sich Ihr ganzer Körper entspannt: Kopf, Schultern, Nacken, Arme, Hände, jeder einzelne Finger, der ganze Oberkörper, die Beine, die Füße, der ganze Unterkörper, alle Muskeln, auch im Gesicht. Ihr ganzer Körper fühlt sich angenehm warm und entspannt an.
- Nehmen Sie jetzt drei tiefe Engelatemzüge und visualisieren Sie eine helle Lichtkugel in Ihrem Solarplexus. Fühlen Sie, wie diese Lichtkugel durch Ihren Körper zum Mittelpunkt der Erde wandert.
- Beim nächsten Einatmen wandert die Lichtkugel durch Ihren Energiekanal hinauf bis zur göttlichen Quelle. Dort atmen Sie aus.
- Beim nächsten Einatmen bitten Sie Gott und die Engel, all Ihre Chakren und Ihre gesamte Aura zu reinigen. Lassen Sie die Energiekugel mit dem Atem durch Ihren Körper fließen – auf und ab, auf und ab. Fühlen Sie, wie Ihr Energiekanal von oben bis unten gereinigt wird. Pusten Sie alle negativen Emotionen und Energien sowie alle dadurch entstandenen Blockaden aus. Sehen Sie sich als das göttlich, strahlende Lichtwesen, das Sie sind.

- Reisen Sie nun in Ihrer Vorstellung an einen Ort, wo Sie mit Engeln kommunizieren können. Sie können beispielsweise einen Heiltempel visualisieren, einen hohen Berg, einen Strand oder eine Lichtung im Wald. Sehen Sie sich an diesem Ort im hellen Sonnenlicht stehen.
- Bitten Sie nun um Kontakt mit dem gewünschten Engel (persönlicher Schutzengel, Erzengel Michael, Erzengel Raphael und so weiter). Fühlen Sie die Anwesenheit des Engels. Nehmen Sie seine Energie mit Ihrem geistigen Auge wahr. Bitten Sie den Engel um eine Botschaft oder um Heilung oder stellen Sie ihm eine Frage. Verbringen Sie so viel Zeit wie Sie mögen mit dem Engel, und kommen Sie dann langsam wieder an den Ort zurück, von dem Sie aufgebrochen sind.
- Fühlen Sie Ihre Arme und Beine. Bewegen Sie Ihre Finger und Zehen. Spüren Sie Ihren ganzen Körper. Sie sind entspannt, gestärkt, glücklich und gesund, voller Licht und Liebe.

Wenn Sie keine direkte Antwort auf Ihre Frage bekommen haben, bitten Sie beim nächsten Mal darum, dass Ihnen ein Zeichen oder eine Botschaft im Traum übermittelt wird.

Empfangen von Engelbotschaften

Die meisten Menschen haben in ihrem Leben schon Engelbotschaften empfangen, oft jedoch ohne sich dessen wirklich bewusst gewesen zu sein. So genannte übersinnliche Fähigkeiten sind normal. Haben Sie schon einmal erlebt, dass das Telefon geklingelt hat und Sie wussten, wer anruft, bevor Sie den Hörer abnahmen? Oder dass Sie an eine Person dachten, von der Sie lange nichts gehört hatten, und plötzlich bekamen Sie einen Anruf oder eine E-Mail von eben dieser Person? Das sind Zeichen von telepathischer oder übersinnlicher Kommunikation, Fähigkeiten, die wir auch nutzen, um mit Engeln zu kommunizieren.

Kinder sind bis etwa zum fünften Lebensjahr sehr empfänglich für feinstoffliche Botschaften aus der geistigen Welt. Wenn sie noch nicht sprechen können, reagieren sie oft mit unerklärlichen Weinkrämpfen darauf. Dann ist es gut möglich, dass sie Wesen aus der geistigen Welt wahrnehmen, die keine Engel sind und die sie erschrecken. Rufen Sie in solchen Fällen Erzengel Michael, und bitten Sie ihn, den Raum zu klären, in dem sich das Kind gerade aufhält. Wenn Sie unterwegs sind, können Sie Erzengel Michael um energetische Reinigung und Schutz bitten. Visualisieren Sie zusätzlich eine Hülle aus Licht um sich selbst und Ihr Kind. Wenn ältere Kinder mit Engeln sprechen und von ihren unsichtbaren Freunden erzählen, stellen Sie dies bitte nicht infrage, sondern hören Sie zu und gehen Sie möglichst sensibel darauf ein. Als ich Kind war, habe ich Geistwesen hauptsächlich gefühlt. Wenn wir mit der Familie zum Einkaufen in der Stadt waren, lief mir oft ein kalter Schauer über den Rücken, sobald ich die Anwesenheit orientierungsloser Seelen spürte. Ich musste mich dann reflexartig schütteln, ohne zu wissen warum. Daraufhin gab es leider häufig den berühmten »Schlag in den Nacken« mit der Maßgabe: *»Hör auf mit dem Quatsch.«*

Wenn Sie bei Ihrem Kind außergewöhnliche Verhaltensweisen feststellen oder Hinweise auf so genannte übersinnliche Wahrnehmung, haben Sie es vielleicht mit einem Vertreter jener neuen Generation von Kindern zu tun, die auch als Indigo-Kinder, Kristallkinder oder Regenbogenkinder bezeichnet werden. Diese Kinder sind meist sehr sensibel, hoch begabt und hoch spirituell und ihre Erziehung erfordert besonderes Verständnis. Eltern und Lehrer kommen häufig nicht mit ihnen klar, weil sie so anders sind. Ärzte diagnostizieren vor allem bei Indigo-Kindern fälschlicherweise oft ADS (Aufmerksamkeits-Defizit-Syndrom) oder ADHS (Aufmerksamkeits-Defizit- und Hyperaktivitäts-Syndrom), was meist zur Folge hat, dass sie mit Ritalin ruhig gestellt werden. Kristallkinder lernen oft sehr spät sprechen, was häufig mit Autismus verwechselt wird. In Wirklichkeit kommunizieren sie telepathisch, was von den Erwachsenen natürlich nicht verstanden wird. Viele Kinder der neuen Generation wenden Energieheilung mit den Händen bei ihren Familienmitgliedern und Haustieren an und lassen sich dabei von den Engeln führen.

Die Wahrnehmung von Engelbotschaften erfolgt über alle Sinne im Schlaf, in Trance oder im Wachzustand. Manchen Menschen werden Botschaften in ihren Träumen übermittelt, und sie wissen anschließend über Dinge Bescheid, die in Zukunft geschehen werden, oder bekommen Antworten auf Fragen, die sie ihren Engeln vorher gestellt haben. Solche Traumbilder sind meistens sehr lebendig und real. Wenn in Ihrem Traum beispielsweise ein Auto oder ein Haus vorkommt, so stehen diese nach meiner Erfahrung symbolisch für Sie selbst und Ihren physischen Körper. Wenn das Auto verbeult aussieht oder das Haus beschädigt ist, sind das oft Hinweise darauf, dass Sie besser auf Ihre Gesundheit achten sollten. Doch im Allgemeinen sind Sie selbst der beste Experte im Entschlüsseln Ihrer eigenen Träume. Ob ein und dasselbe Traumsymbol eher erschreckend oder eher Glück verheißend auf den Träumer wirkt, hat unter anderem etwas mit dem Kulturkreis zu tun, aus dem er stammt.

Wenn Sie Schwierigkeiten haben, sich an Ihre Träume zu erinnern und gern Botschaften im Schlaf bekommen möchten, bitten Sie die Engel vor dem Einschlafen, Ihnen die Botschaften so zu senden, dass Sie am nächsten Morgen noch wissen, was Sie geträumt haben. Legen Sie Papier und Stift neben Ihr Bett, und schreiben Sie, sobald Sie wach werden, also noch vor dem Aufstehen, Ihren Traum auf. Wenn Sie die Botschaft als Bild bekommen, malen oder zeichnen Sie, was Sie gesehen haben. Auch wenn das Geschriebene oder Gezeichnete spontan keinen Sinn macht, können Sie sicher sein, dass Sie die übermittelte Botschaft später besser verstehen werden. Träume, die immer wiederkehren, sind ein sicheres Indiz dafür, dass es sich hier um eine Botschaft handelt, die beachtet werden sollte.

Das Empfangen von medialen Botschaften im Trance-Zustand ist eine Methode, bei der ein Mensch seinen Körper als Medium zur Verfügung stellt, damit sich ein geistiges Wesen darüber zum Ausdruck bringen kann. Nach einer Volltrance kann sich das Medium selbst nicht an die empfangenen Botschaften erinnern, wohl aber nach einer Halbtrance. Diese Art Botschaften zu empfangen bezeichnet man auch als *Channeling*: Der Mensch ist der bewusste beziehungsweise unbewusste Kanal für die geistige Welt. Wenn Sie als *Channel* arbeiten möchten, sollten Sie diese Methode von einem guten Lehrer lernen, besonders wenn Sie sich für das Channeln von Botschaften Verstorbener interessieren. Auch dies ist eine Fähigkeit, die zwar allen Menschen angeboren ist, am Anfang jedoch nur mit kompetenter Anleitung praktiziert werden sollte. Anderenfalls kann es leicht vorkommen, dass man von allen möglichen Seelen und Wesenheiten besetzt wird und die Botschaften sind nicht mehr aus reiner Quelle. Dies könnte Ihrem Klienten schaden, und Sie selbst laufen Gefahr, energetisch ausgelaugt beziehungsweise krank zu werden. Wie ich bereits erklärte, kann sich jeder Mensch auf einen Engelsender einstellen und auf diese Weise bestimmte Energiefrequenzen und Botschaften empfangen. Die Kommunikation mit Verstorbenen und der Astralwelt findet jedoch auf einem anderen »Sender« statt. Wenn Sie wissen wollen, ob es einem verstorbenen Familienmitglied oder Freund gut geht, sollten Sie Ihre Engel direkt fragen – ohne Kontakt mit der jeweiligen Seele aufzunehmen.

Die Kommunikation im Wachzustand setzt Hellsichtigkeit, Hellhörigkeit und Hellfühligkeit voraus – alles Fähigkeiten, die sich jeder Mensch aneignen kann. Manchmal können die Engelbotschaften auch als plötzliche Gedanken, Gerüche, Geschmäcker oder als tiefes inneres Wissen zum Ausdruck kommen, wie das folgende Fallbeispiel deutlich macht.

In dem Reading ging es in erster Linie um den Gesundheitszustand meiner Klientin, die unter Haarausfall und Hautausschlag litt. Die Engelbotschaften wurden wie gewohnt in Bildern und Worten übermittelt, doch plötzlich nahm ich einen sehr unangenehmen Geruch wahr, der mich stark an Chemikalien erinnerte, und hatten den dazu passenden Geschmack im Mund. Ich wusste sofort, dass dies auch eine Botschaft der Engel war, denn in den letzten Minuten hatte sich nichts in meinem Heilraum verändert, und es gab auch sonst keinen vernünftigen Grund für diese Wahrnehmung. Also fragte ich meine Klientin, ob sie in letzter Zeit Kontakt mit Chemikalien gehabt habe. Sie verneinte und versicherte mir, dass sie auch nur biologisch angebautes Obst und Gemüse essen würde. Wieder nahm ich den beißenden chemischen Geruch in meiner Nase wahr. Die Klientin roch nichts. Da die Engel nicht locker ließen, bat ich sie um einen anderen Hinweis, wie ich der Klientin helfen konnte. Daraufhin bekam ich das Stichwort *Umzug*. Ich teilte der Klientin mit, was die Engel gesagt hatten, und fragte sie, ob sie damit etwas anfangen könne. (An dieser Stelle möchte ich Sie darauf aufmerksam machen, dass manche Klienten während eines Readings unter plötzlichem Gedächtnisschwund zu leiden scheinen. Sie bekommen eine Nachricht und können angeblich *»überhaupt nichts damit anfangen«*. Bitte lassen Sie sich davon nicht irritieren und wiederholen Sie die Engelbotschaften einfach immer wieder.) In diesem Reading bat ich die Engel um weitere Hilfe, und die nächste Botschaft lautete *Farbe*. Die Klientin, die wegen ihres schlechten Gesundheitszustandes von einer Freundin zu mir geschickt worden war, glaubte nicht wirklich an Engel. Sie hatte auch nicht viel Geduld und blockierte das Reading von Anfang an mit ihrer Angst und ihrer Skepsis gegenüber Engelbotschaften. (Ein weiterer Hinweis: Es liegt nicht unbedingt an Ihnen, wenn Sie die Botschaften der Engel nicht wie gewohnt leicht empfangen. Viele Klienten bauen aus den oben genannten Gründen Barrieren und Blockaden auf, die ein Reading erschweren können. Klienten, die unter der Einwirkung von starken Medikamenten, Alkohol oder Drogen stehen, haben eine dichte dunkle Energiewolke in ihrer Aura, die ein Reading ebenfalls blockieren kann.) Ich fragte die Klientin also ganz direkt, ob sie in letzter Zeit umgezogen sei, was sie verneinte. Damit waren wir zunächst an einem Punkt angekommen, wo es nicht mehr weiterging. In solchen Fällen ist es hilfreich, zunächst das Thema zu wechseln. Wir sprachen also über ihren Mann, ihre Tochter und zuletzt über ihren Sohn. Kurz vor Ende der Sitzung hatte die Klientin es plötzlich eilig. Sie sagte, dass sie keine Zeit mehr habe, weil sie am Nachmittag ihrem Sohn weiter streichen helfen wolle. Sie stutzte selbst, als sie das erwähnte. Plötzlich schienen die Worte *Farbe* und *Umzug* mehr Sinn zu machen. Sie erzählte mir schließlich, dass sie ihrem Sohn seit zwei Monaten bei der Hausrenovierung half, weil er noch vor Weihnachten umziehen wollte. Meine Engel hatten also wie immer Recht gehabt. Es stellte sich heraus, dass die gesundheitlichen Beschwerden meiner Klientin mit einer allergischen Reaktion auf die giftige Wandfarbe zusammenhingen, die ihr Sohn sehr günstig erworben hatte. Der junge Familienvater eines drei Monate alten Babys hatte an der falschen Stelle gespart. Das Haus wurde von den Giften der Wandfarbe saniert und anschließend mit ökologisch unbedenklicher Farbe neu gestrichen. Meine Klientin leitete die Gifte aus ihrem Körper aus, erholte sich und war nach einiger Zeit völlig symptomfrei.

Engelbotschaft oder Einbildung?

Eine Frage, die meine Studenten oft stellen, lautet: »*Wie unterscheide ich, ob die Botschaften von den Engeln kommen oder ob ich mir das alles nur einbilde?*« Es gibt sehr deutliche Kriterien, die uns helfen, dies zu unterscheiden.

Zum bewussten Empfangen von Engelbotschaften benutzen die meisten Menschen die Erweiterung eines oder mehrerer Sinne sowie des normalen Denkens und Wissens:

Sehen	*Hellsichtigkeit*
Hören	*Hellhören oder Klarhören*
Fühlen	*Hellfühligkeit*
Riechen	
Schmecken	

Das Sehen, Hören, Fühlen, Schmecken, Riechen, Wissen und Denken der Engelbotschaften geschieht auf eine etwas andere Art und Weise als sonst üblich. Wenn Sie mehr Sicherheit gewinnen möchten, können Sie empfangene Engelbotschaften mit folgender Checkliste abgleichen:

Sehen (mit dem Dritten Auge)

in die Luft geschriebene Buchstaben
in die Luft geschriebene Zahlen
spontane Visionen (Traumbildern vergleichbar)
Bilder aus anderen Zeitepochen (früheren Leben)
Bilder von Menschen, Orten, Tieren, Situationen etc., die Sie noch nie zuvor gesehen haben

während eines Readings mehrfach empfangene Bilder
Symbole
transparente Farben
Energien (z. B. farbige Aura)
Energiewirbel
Lichtkugeln
Bilder von Engeln oder anderen geistigen Wesen
Schatten
Umrisse
Bewegungen, die aus dem Augenwinkel wahrgenommen werden und die verschwinden, sobald man direkt hinsieht

Hören

Stimmen, die direkt im Kopf/im Gehirn empfangen werden (andere Anwesende haben nichts gehört)
angenehme Lautstärke (Engel schreien nicht!)
klare, liebevolle Sprache
ermutigende Botschaften (keine Befehle)
während eines Readings mehrfach empfangene Botschaften
bildhafte Sprache
Sätze beginnen mit *Wir* (statt mit *Ich*, denn das würde auf das Ego des Therapeuten hindeuten)
sphärische Klänge oder Musik
hohe Pfeiftöne

Fühlen

angenehmes Kribbeln
leichte Wärme

leichter Flügelschlag
Lufthauch
veränderter Luftdruck
erhöhte Raumtemperatur
Gefühl der Sicherheit
Gefühl einer leichten Berührung
Gefühl einer leichten Umarmung
Gefühl der Beschwingtheit
Gefühl der Fröhlichkeit
Gefühl der Leichtigkeit
Gefühl, beobachtet oder angesehen zu werden
Gefühl der Anwesenheit eines geistigen Wesens im Raum
Gefühl, als stünde jemand beschützend neben uns
Gefühl, als wolle uns jemand etwas Wichtiges sagen

Riechen

angenehmer Duft (zum Beispiel Blumenduft)
plötzlicher Geruch nach Zigaretten, wenn über eine Person gesprochen wird, die raucht
plötzlicher Geruch nach Parfüm oder Aftershave, wenn über eine Person gesprochen wird, die diesen Duft benutzt
alle plötzlich auftretenden Gerüche ohne erkennbare Quelle (natürlich ist nicht der Essensduft aus dem Nachbarhaus gemeint)

Schmecken

plötzlich veränderte Geschmacksempfindung im Mund, die auch nach dem Trinken von Wasser nicht verschwindet

Wissen/Denken

Es handelt sich hier um ein Wissen, ohne den Grund oder die Quelle der Information zu kennen (intuitives Wissen).

plötzliche Eingebungen

neuartige Ideen

wiederkehrende Gedanken, wie man einem Klienten helfen könnte

Reaktionen auf Gebete

Antworten auf Fragen an die Engel

Kreative Anregungen (beispielsweise für Erfinder oder Künstler)

Vorahnungen

Wie erwähnt senden die Engel ihre Botschaften auch in Form von Symbolen, wobei das Symbol »Wasser« häufig für Emotionen steht.

In einem kürzlich am Telefon durchgeführten Reading fragte mich meine Klientin unter Tränen: *»Warum hat mein Freund die Beziehung beendet? Warum sagt er, dass er keine Gefühle mehr für mich hat?«* Die Engel zeigten mir als Symbol für ihren Freund einen trockenen Brunnen in der Wüste. Auf der Suche nach Wasser sprang meine Klientin immer wieder in diesen Brunnen, wobei sie sich natürlich verletzte. Dieser Mann konnte ihr definitiv nicht die Liebe, Aufmerksamkeit und Wärme geben, die sie brauchte. Er war erst im vergangenen Jahr geschieden worden und definitiv ausgebrannt. Die Engel gaben ihr die Empfehlung, diesen Mann aufzugeben und es Gott zu überlassen, ob dieser Brunnen sich wieder für sie füllt oder ob sie an einem anderen Brunnen (mit einem anderen Mann) glücklich wird.

Heilbehandlung mit den Engeln

Sonia, eine junge Ärztin und Erstautorin, stand unter Stress. Sie war emotional blockiert und hatte Angst vorm Schreiben. Ihr Buchverlag hatte ein Abgabedatum für ihr Manuskript festgelegt, und sie war sich nicht sicher, ob sie es trotz Beruf, Kindern und Haushalt schaffen würde, diesen Termin einzuhalten.

Etwa fünfzehn Minuten nachdem ich mit der Behandlung begonnen hatte, entspannte sich Sonia, Tränen der Anspannung lösten sich und die Engel führten meine Hände zu ihrem Solarplexus, wo ich eine deutliche Blockade spürte. Die Engel zeigten mir Bilder aus einem früheren Leben. Ich bat Sonia, in diese Blockade hineinzuspüren, und sie berichtete: »Ich sehe Bilder, die aussehen, als seien sie aus dem Mittelalter. Ich sehe mich als Mönch und ich sehe, dass ich viele Bücher geschrieben habe.« Während ihr die Tränen übers Gesicht liefen, erzählte sie weiter: »Ich sehe nun, wie all diese Bücher von der Kirche in großen Feuern verbrannt wurden. Ich sehe eine Mutter mit einem kleinen Mädchen. Das Mädchen ist krank. Obwohl ich weiß, wie ich dem Mädchen helfen kann, weil die Beschreibung der entsprechenden Heilkräuter in meinem Buch steht, schweige ich und weiß, dass das kleine Mädchen sterben wird.« Sonia schämte sich zutiefst. Sie fühlte sich schuldig und weinte. Die Engel baten sie, sich selbst zu vergeben, und lösten die blockierenden Emotionen aus dem Zellgedächtnis ihres Energiekörpers. Dieses tiefe Erlebnis half Sonia ihre emotional bedingte Schreibblockade aufzulösen. Es fiel ihr fortan leicht, ihr wertvolles Wissen über Kräuterheilkunde zu Papier zu bringen.

Krebsheilung mit der Kraft der Engel

Barbara aus Massachusetts hatte Krebs im Endstadium. Ihre beiden Brüste waren operativ entfernt worden und die Chemotherapie hatte nur unbefriedigenden Erfolg gehabt. Ihr Mann kam jeden Tag ins Krankenhaus und war nun endlich in der Lage auszudrücken, was er fühlte: Liebe und unendliche Dankbarkeit für seine Frau, die ihm während seines gesamten Architekturstudiums den Rücken gestärkt und die Erziehung der kleinen Tochter nach der Trennung der Eltern allein übernommen hatte.

Barbara glaubte an ihre Heilung und betete jeden Tag. Sie sprach mit den Engeln und bat um Hilfe. Eines Nachts nahm sie jemanden in ihrem Zimmer wahr, obwohl sie nicht nach der Schwester geklingelt hatte. Im Halbschlaf sah sie einen rosafarbenen Engel, der sich über sie beugte und sagte: »Atme mit mir in diesem Rhythmus. Ich werde die Karzinome entfernen und du wirst wieder ganz gesund werden.«

Barbara glaubte zu träumen, aber sie folgte der Anweisung des Engels und atmete tief ein und aus. Und wieder hörte sie die Stimme des Engels:

»Bitte, stell dir vor, du gehst auf einer wunderschönen Blumenwiese spazieren. Weiße Blüten, zarte Farben und Vogelstimmen wecken ein Gefühl der Glückseligkeit in dir. Dann kommst du in ein Tal. Es ist das Tal des Todes. Dort legst du ganz bewusst deine Kleidung ab, deine äußere Hülle, deinen Körper und gehst weiter – hinauf auf einen Berg. Du fühlst dich frei von allen Belastungen und Schmerzen. Alle Schwere ist von dir abgefallen und du bist bereit, einen gesunden Körper anzunehmen. Du atmest tief ein und erkennst, dass Reinheit, Klarheit und Gesundheit in dein Bewusstsein strömen. Es ist, als ob du eine Energiewolke wahrnimmst, die du nun langsam einatmest – eine Wolke aus kleinen goldenen Partikelchen, eine Wolke, die aus reinem Bewusstsein besteht. Die Schwingung ist sehr hoch und fühlt sich am Anfang recht ungewohnt an. Die goldenen Partikelchen wirken wie winzige Magneten und ziehen weitere kosmische Substanzen an, um sich dann zu einem gesunden jungen Körper zu verdichten. Das Element Wasser bildet einen Großteil des neuen physischen Körpers, und es ist klar und rein. Die sanfte Schwingung in allen Zellen enthält die Information: »Ich bin ein göttliches Wesen und schaffe mir einen gesunden Körper für diese Inkarnation.«

Nach dieser inneren Reise fühlte sich Barbara zunächst geschwächt, denn es war etwas mit ihr geschehen, was sie nicht erklären konnte. Der anfängliche »Traum« hat einen Blumenduft im Zimmer zurückgelassen. Als sie ihre Hände und Finger bewegte, fiel ihr auf, dass der Ehering viel lockerer saß und ihre von der Operation geschwollenen Narben nicht mehr schmerzten. Sie waren abgeheilt, und es fühlte sich an, als könne sie allein aufstehen, ohne Kopfschmerzen und ohne jedes Schwindelgefühl.

Sie hatte bereits das Zimmer verlassen und war auf den Gang hinausgetreten, als sie plötzlich realisierte, dass sich Ihr Körper und Ihr Aussehen völlig verändert hatten. An diesem Vormittag war nichts mehr so, wie es gewesen war. Ihr Mann wurde benachrichtigt und gebeten, sofort in die Klinik zu kommen. Die Schwester sagte am Telefon: »Ein Wunder ist geschehen. Ihre Frau ist wieder gesund.« Er dachte zunächst, es handele sich um einen makaberen Scherz, doch als er seine

Frau am Fenster stehen sah und ihr jugendliches Lächeln erblickte, glaubte auch er an ein Wunder.

Das Auflösen eines Karzinoms wird als Wunder bezeichnet, denn schließlich handelt es sich dabei um einen Systemfehler im Organismus, der zum kompletten Stillstand führt: ein Todesurteil. Und doch geschehen solche Wunder immer wieder. Beispiele wie dieses und viele andere zeigen, dass Energie, Atmung, Intention, Gebet, Liebe und Dankbarkeit die Zusammenarbeit mit den Engeln unterstützen und zu wunderbaren Heilungen führen können.

Kapitel 9

Die Kraft der verborgenen Programme

Gesunder Menschenverstand:
eigentlich nur eine Anhäufung
von Vorurteilen, die man bis zum
18. Lebensjahr erworben hat.

Albert Einstein, deutscher Physiker
und Nobelpreisträger (1879–1955)

Viele Menschen versuchen durch die Kommunikation mit Engeln Antworten auf Fragen wie die folgenden zu finden: Warum bin ich ständig krank? Warum falle ich immer auf die gleiche Sorte Mann herein? Warum leide ich unter chronischem Geldmangel? Sie suchen nach dem Grund für ihr Leiden, ihre Krankheiten, ihre Schmerzen und ihre schwierige Lebenssituation. Sie wollen lernen, wie sie diese Probleme lösen und sich selbst heilen können.

In den vorangegangenen Kapiteln haben wir grundlegende Techniken der Energieheilung, der energetischen Reinigung und der Frequenzerhöhung kennen gelernt und etwas über die Heilaufgaben der Engel erfahren. In diesem Kapitel geht es ans Eingemachte, denn nun werden wir unsere eigenen Emotionen, Gedanken und Programme aufdecken. Wenn dieses

Buch ein Kochbuch wäre, hätten Sie bis jetzt viel über bewährte Kochtechniken erfahren und natürlich viele tolle Rezepte und Anleitungen bekommen, aber wenn Sie nach wie vor die gleichen Zutaten verwenden würden, wäre die Gefahr groß, dass Sie auch immer wieder die gleiche Suppe kochen wie bisher. Was bedeutet das?

Kennen Sie Menschen, die häufig krank sind, die ein gesundheitliches Problem nach dem anderen haben und viel Zeit in Arztpraxen verbringen? Ihre Hauptgesprächsthemen sind ihre Krankheiten, und je mehr sie darüber sprechen, desto mehr Energie geben sie diesen Krankheiten. Sie wundern sich, warum ihnen niemand dauerhaft helfen kann und die wahre Ursache ihrer Krankheiten offenbar nie gefunden wird. Und dann gibt es die »Glücklichen«, die scheinbar nie krank sind. Warum nicht?

Andere Menschen haben ständig Geldprobleme. Sie schaffen es kaum, das Geld für ihre laufenden Kosten aufzubringen und ihre Rechnungen zu bezahlen, verschulden sich aber immer noch mehr. Sie verlieren eine Arbeitsstelle nach der anderen und suchen stets außerhalb von sich selbst nach dem Schuldigen: der blöde Chef, die intriganten Kollegen, die schwierige wirtschaftliche Lage, die Globalisierung. Doch wie marode die wirtschaftliche Lage eines Landes auch sein mag, es gibt trotzdem immer noch genügend Menschen, die viel Geld verdienen. Was macht hier den Unterschied aus?

Um solche Fragen zu beantworten und aufzuzeigen, was wir selbst zu einer dauerhaften Veränderung beitragen können, begeben wir uns auf die Suche nach den Gründen für die jeweilige Misere. In meinen Gesprächen mit Klienten führe ich als Beispiel oft den Rasen mit Löwenzahn an. Es genügt nicht, den Löwenzahn mit dem Rasenmäher kurz zu mähen (sprich: ein Symptom zu behandeln oder krankes Gewebe durch eine Operation zu entfernen), man muss ihn mit der Wurzel entfernen und aufpassen, dass dabei keine fliegenden Samen verstreut werden, die neue Pflanzen hervorbringen. Das gilt auch für menschliche Probleme. Nachdem man ihre Ursachen gefunden hat, müssen sie quasi mit der Wurzel entfernt werden.

Selbsterkenntnis ist der erste Schritt zur Besserung

Neunzig Prozent aller Krankheiten sind psychosomatischen Ursprungs. *Psyche* ist hier gleichbedeutend mit Seele oder feinstofflichem Körper, *Soma* ist der physische Körper. Wie das Wort *psychosomatisch* schon andeutet, gibt es offenbar eine Verbindung zwischen Körper, Geist und Seele. Dennoch zieht die klassische Schulmedizin einen deutlichen Trennungsstrich zwischen körperlichen und psychischen Krankheiten, von denen einige auch als Geisteskrankheiten bezeichnet werden. Der Wellness- und Gesundheitsboom der letzten Jahre macht den großen Bedarf an alternativen Heilweisen und Lösungsansätzen deutlich. Was können wir also tun und wie können uns die Engel dabei helfen?

»Selbsterkenntnis ist der erste Schritt zur Besserung.« Die Bedeutung dieses bekannten Spruches, den auch ich in meiner Kindheit oft gehört habe, verstand ich erst Jahre später. Ich war erschüttert, als ich erkennen musste, dass ich mir alles im

Leben selbst erschaffen hatte und dass kein anderer »schuld« daran war – oder dass ich, als ich krank war, beim besten Willen nicht behaupten konnte, ich hätte mich »bei jemandem angesteckt«. Doch wie, wann und warum hatte ich mir alles selbst kreiert?

Wir alle schaffen uns unser Leben selbst, inklusive aller Probleme und Krankheiten, und zwar durch jene, oft unbewussten Emotionen, Glaubensmuster und Programme, die unsere Erfahrungen bestimmen. In diesem Kapitel werden wir uns mit der Entstehung und der Bedeutung tief verschütteter Emotionen beschäftigen, aus denen unsere Glaubensmuster und unsere unterbewussten Programme resultieren. Dabei ist es wichtig zu verstehen, dass Emotionen Energien sind, die nicht zerstört, sondern lediglich transformiert werden können. In diesem Zusammenhang tauchen viele Fragen auf, die ich hier beantworten möchte.

Gibt es wirklich einen Unterschied zwischen Gefühlen und Emotionen?

Es gibt Definitionen, nach denen Gefühle positiv sind (zum Beispiel Liebe, Freude, Vertrauen, Mut, Harmonie, Geduld, Güte, Humor, Zuversicht) und Emotionen negativ (zum Beispiel Wut, Angst, Eifersucht, Rache, Trauer, Ärger, Frustration). Dieser Definition schließe ich mich nicht an, denn sie beinhaltet eine Wertung, die für mich so nicht stimmig ist. Nach welchen Kriterien soll man beurteilen, ob ein Gefühl positiv oder negativ ist? Manche Menschen sehen beispielsweise in der Emotion Trauer etwas Negatives, für andere ist sie hilfreich und wichtig, also positiv. Ich betrachte Gefühle und Emotionen hier bewusst, ohne sie zu bewerten. Für mich sind sie einfach Energien in Bewegung (englisch: *e-motion = energy in motion*). Sie können viel in Bewegung setzen, doch unter noch näher zu erläuternden Umständen blockieren sie uns. Energien bewegen sich wellenförmig und haben bestimmte Frequenzen. Die Häufigkeit der Wellen und die Größe des Bereiches zwischen den einzelnen Wellen gibt Auskunft über ihre Intensität. Wenn man Klangwellen grafisch darstellt, wird deutlich, dass der Ton beziehungsweise die Frequenz umso höher ist, je enger die Wellen zusammen sind. Das jeweilige menschliche Wertesystem entscheidet, ob diese Energien positiv oder negativ sind.

Ich benutze in diesem Buch in erster Linie das Wort Emotionen, das für mich auch die Gefühle beinhaltet.

Woher kommen Emotionen?

Viele unserer Emotionen und Programme sind bereits vor unserer Geburt entstanden. Das heißt, wir haben sie in dieses Leben mitgebracht. Therapeuten haben dies bewiesen, indem sie ihren Klienten durch Hypnose und Rückführungen in frühere Leben Zugang zu gespeicherten Informationen und Emotionen verschafft haben. Andere Therapeuten und Wissenschaftler haben sich mit der Bedeutung der pränatalen Phase beschäftigt und definitiv nachgewiesen, dass wir bereits vor unserer Geburt emotional beeinflusst werden. Doch warum haben Erwachsene in der Regel keine Erinnerungen an diese vorgeburtliche Zeit? In seinem Buch *The Secret Life of the*

Unborn Child erklärt Thomas Verny, dass zum Auslösen der Wehen bei der Mutter das Hormon Oxytocin freigesetzt wird, das unter anderem für das Auslöschen bisheriger Erinnerungen verantwortlich ist. Das Kind wird bei der Geburt regelrecht von diesem Hormon überflutet. Ein anderes, bei der Geburt von der Mutter ausgeschüttetes Hormon ist ACTH (Adrenocorticotropes Hormon). Es reguliert den Fluss von Stresshormonen und hat laut Verny einen gegenteiligen Effekt auf das Erinnerungsvermögen des Kindes. Jedes Mal, wenn die Mutter Angst und Stress empfindet, gelangen große Mengen dieses Hormons in den Blutkreislauf des Kindes. Daran kann sich das Kind unterbewusst gut erinnern, und das hat später extreme Auswirkungen.

Meine Klientin Sigrid kam mit ihrem neunjährigen Sohn Sebastian zu einer Behandlung. Sie war sehr besorgt um ihren Sohn, da er sich aus ihrer Sicht nicht altersgerecht verhielt. Fast jedes Mal, wenn seine Mutter aus dem Zimmer ging, fing er an zu weinen und schrie: »Bitte geh nicht weg.« Der tägliche Abschied von der Mutter vor Schulbeginn war auch außergewöhnlich schwierig und verlief selten ohne Tränen. Sebastian hatte außerdem große Angst vor Feuer und vor Wasser.

Während Sebastians Energiebehandlung zeigten mir die Engel Bilder aus einem seiner früheren Leben. Als hilfloses Kind hatte er zusehen müssen, wie seine Eltern in ihrem Farmhaus verbrannten. Er konnte das Feuer nicht löschen, die Flammen waren viel zu hoch. Dieses Trauma war tief in Sebastians Zellen gespeichert und wirkte sich auf sein Verhalten in diesem Leben aus. Er hatte extreme Verlustangst, als würde er seine Mutter nach einem Abschied nie wieder sehen. Mithilfe der Engel konnte die Ursache für Sebastians auffälliges Verhalten gefunden und die Energien transformiert werden. Sein Verhalten hat sich normalisiert. Er ist jetzt angstfrei.

Meine Klientin Ines (28) war zwei Monate zu früh geboren worden. Nun kam sie in meine Praxis, weil sie Rat bezüglich ihres Berufslebens suchte. Es stellte sich heraus, dass sie die Schule und alle späteren Ausbildungen abgebrochen hatte. Sie hatte stets extreme Prüfungsangst gehabt und ihre Abschlussarbeit nicht zu Ende schreiben können. Dazu kam die erste Scheidung mit 27. Ines war frustriert, weil sie so große Schwierigkeiten hatte, irgendetwas im Leben zu Ende zu führen. Sie konnte noch nicht einmal visualisieren, wie sie etwas zu Ende brachte. Alles erschien ihr wie ein schwarzes Loch.

Dieses unterbewusste Bild war vermutlich bei der stressigen Frühgeburt entstanden. Die Emotionen, die zu diesem Zeitpunkt gespeichert wurden, bildeten fortan ein immer und immer wieder ablaufendes Programm. Ines' Entwicklungsprozess in der Schwangerschaft wurde frühzeitig abgebrochen und die Angst vor der Geburt steckte ihr immer noch in den Knochen. Dies beeinflusste natürlich ihr ganzes Leben. Mithilfe von Energiearbeit und Engelheilung wurden diese angestauten Emotionen freigesetzt und transformiert. Ines verstand nun die Zusammenhänge und hörte auf, sich schuldig zu fühlen und sich selbst zu bestrafen. Sie lernte visualisieren und sah zum ersten Mal in ihrem Leben Licht am Ende des schwarzen Tunnels.

Ein Beispiel für Erinnerungen an Emotionen, die in Zusammenhang mit der Geburt stehen, erzählte mir meine Freundin Melanie. Bei der Geburt ihres lang ersehnten Kindes Moritz gab es einige Komplikationen. Das Kind musste gleich nach der Geburt operiert werden und verbrachte die ersten Wochen seines Lebens auf der Intensivstation der Entbindungsklinik. Als Moritz zweieinhalb Jahre alt war, zeigte Melanie ihm ein Fotoalbum mit Bildern, die sie in den letzten Jahren gemacht hatte. Als das Kind die Bilder sah, wo er frisch operiert im Inkubator auf der Intensivstation lag, fing er an zu weinen und rief: »Baby will seine Mama.« Moritz drückte die Emotionen aus, die er in seinen ersten Lebenstagen gehabt hatte und die seitdem angestaut worden waren, weil er sie als Säugling nicht hatte zum Ausdruck bringen können. Erst jetzt konnte Melanie ihn trösten, in den Arm nehmen und ihm alle Liebe geben, die er brauchte.

Wo sind die Emotionen gespeichert?

Jede Emotion, jeder Gedanke sendet eine Botschaft in jede Zelle unseres Körpers. Diese Botschaften haben mehr oder weniger intensive Auswirkungen auf uns, wobei es keine Rolle spielt, ob wir uns bewusst daran erinnern oder nicht. Die gesendeten Emotionen werden in jedem Fall in der DNS unserer Zellen registriert, wobei ihre Intensität darüber entscheidet, in welcher Menge und Stärke die entsprechenden Energien gespeichert werden. Deepak Chopra erklärt in seinem Buch *Quantum Healing* die Funktionen der DNS und der RNS. Die RNS ist verantwortlich für die Produktion von mehr als zwei

Millionen verschiedener Proteine, die den Körper bilden und reparieren. Die RNS ist das aktive Bewusstsein, die DNS die schweigende Intelligenz. Durch das Zusammenwirken von DNS und RNS wissen die Zellen, wie und in welcher Weise sie funktionieren müssen, und zwar nicht nur in der Wachstumsphase des Menschen, sondern auch bei Krisen wie Traumen, Krankheiten, Unfällen und emotionalem Stress. Die DNS verfügt über die Blaupause, hat also sozusagen den Bauplan in der Hand, während die RNS die Bauarbeiten ausführt. Außerdem gibt es die Körper-Geist-Verbindung zur DNS. Das bedeutet, dass wir regelmäßig mit der DNS in all unseren Zellen kommunizieren. Wenn das Gehirn keine Neuropeptide als Botschafter aussenden würde, würde weder ein Gedanke noch eine Emotion entstehen. Alles Leben entsteht aus der DNS, die sich in jeder einzelnen Zelle befindet, und jede einzelne Zelle wird durch jeden Gedanken und jede Emotion beeinflusst.

In ihrem Buch *Moleküle der Gefühle* stellt Candace Pert die Frage, ob Emotionen zuerst im Kopf oder im Körper entstehen und wo sie gespeichert werden. Während Wissenschaftler wie Paul McLean der Ansicht sind, dass sich der Sitz der Emotionen im so genannten limbischen System des Gehirns befindet, belegen die Forschungsergebnisse von Candace Pert, dass es über den ganzen Körper verteilt so genannte *nodal points* gibt, wo Emotionen gehäuft gespeichert sind. Pert erklärt, dass es ein psychosomatisches Netzwerk im Körper gibt und dass es mit den Rezeptoren der Neuropeptiden zusammenhängt, ob ein Gedanke oder eine Emotion bewusst wird oder als unverdautes Muster auf einer tieferen Ebene im Körper gespeichert wird. Emotionen und Körperempfindungen sind in diesem

Netzwerk miteinander verwoben, eines beeinflusst das andere. Die in den Zellen gespeicherten Emotionen bilden also das eigentliche Unterbewusstsein und der Zugang dazu ist am leichtesten über die therapeutische Berührung des Körpers in Verbindung mit hohen Energien zu erreichen. Gespräche und/oder Affirmationen allein helfen leider nicht jedem Klienten.

Was ist das Filtersystem des Gehirns?

In jeder Sekunde nehmen wir mit unseren Sinnen Millionen von Informationen auf, die nach unterschiedlicher Priorität verarbeitet und gespeichert werden. Alle sensorischen Informationen durchlaufen einen Filterungsprozess und werden über die Synapsen weitergeleitet, bis sie schließlich unser Bewusstsein erreichen. Dabei beeinflussen unsere Glaubenssysteme und bisherigen Erfahrungen unsere jeweilige Wahrnehmung. In dem erfolgreichen amerikanischen Film *What the Bleep Do We Know!?*, in dem es um den Zusammenhang von Quantenphysik und Spiritualität geht, wird an einem Beispiel deutlich gemacht, dass wir nur das wahrnehmen, wovon wir glauben, dass es existiert. Es wird gezeigt, wie vor etwa zweihundert Jahren eine Gruppe von Ureinwohnern Amerikas am Strand steht und auf das Meer blickt. Der Schamane des Stammes zeigt immer wieder aufgeregt auf die Wellenbewegung des Wassers, doch die Menschen am Strand sind nicht in der Lage, die Ursache für diese Wellenbewegungen zu erkennen. Lediglich der Schamane, der es gewohnt war, sein Bewusstsein für nicht alltägliche Dinge zu öffnen, konnte nach einer Weile ein großes Segelschiff am Horizont wahrnehmen, das die Wellen verursachte. Die anderen Personen erkannten das Schiff nicht, weil es in ihrer Welt bisher nicht existiert hatte. Auch dies ist ein Grund dafür, dass viele Menschen keine Engel sehen können. In ihrem Gehirn ist möglicherweise ein Filter eingebaut, der die bewusste Wahrnehmung der visuellen Information verhindert, weil er besagt: »Engel gibt es doch gar nicht« oder »Engel sind unsichtbar.« Am ersten Tag der Ausbildung in Quantum-Engel-Heilung lernen wir die Funktion dieses Filters kennen, indem wir mit Bildern wie diesem experimentieren (siehe Seite 160). Ich frage: »Was sehen Sie auf diesem Bild?«

Das Ergebnis dieses Experiments ist immer ähnlich: Fast alle Workshopteilnehmer erkennen auf den ersten Blick einen Vogelschwarm, Wolken und Himmel. Nach längerer Betrachtung haben viele ein Aha-Erlebnis und rufen: »Das ist ja ein Engel!« Wir haben alle viel Spaß, wenn nach unterschiedlich langer Zeit bei einem nach dem anderen der Groschen fällt und immer öfter »Ich hab's! Ich sehe den Engel jetzt auch.« zu hören ist. In jedem Workshop gibt es aber auch immer einige wenige Teilnehmer, die Schwierigkeiten haben, den Engel wahrzunehmen, nachdem sich ihr Gehirn einmal darauf festgelegt hat, dass das Bild einen Vogelschwarm zeigt. Der Filter im Gehirn verhindert eine erweiterte Wahrnehmung.

Der Filter im Gehirn verhindert, dass wahrgenommen wird, was ist.

Es gibt keine objektive Realität. Das gilt auch für die Wahrnehmung von Engeln. Wenn Menschen Angst davor haben, Engel zu sehen, wird der Filter in ihrem Gehirn erfahrungs-

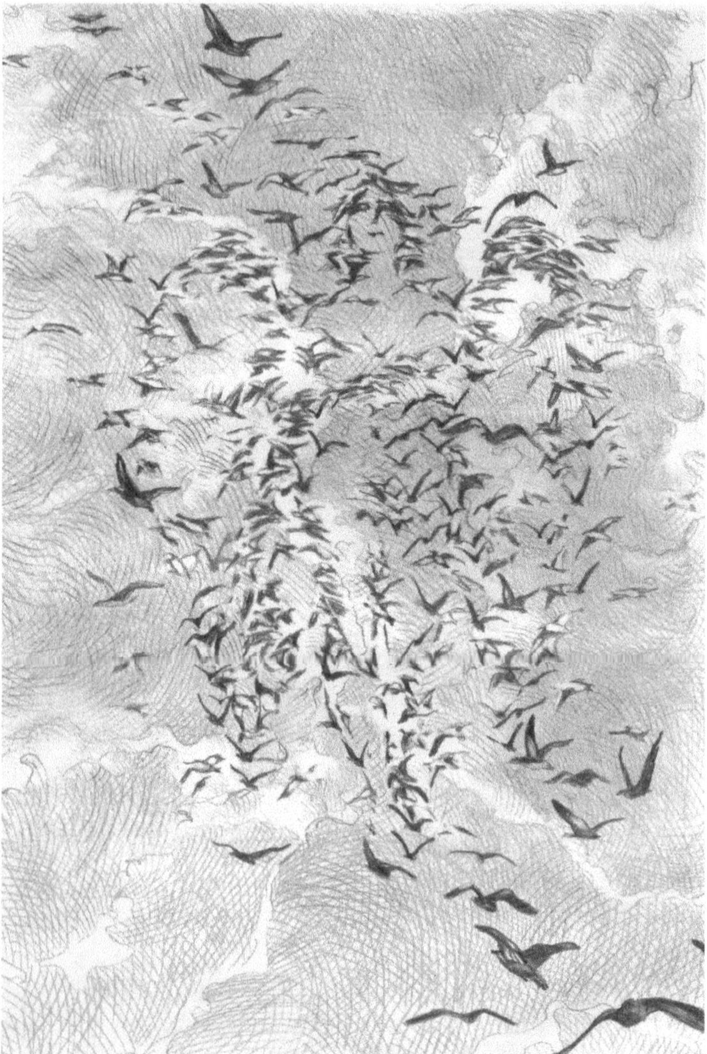

gemäß auch nicht zulassen, dass sie Engel sehen. Das, was der Einzelne als real empfindet, wird immer durch vergangene Emotionen, Erfahrungen und Glaubensmuster gefiltert. Die typischen Ängste, die den Wahrnehmungsfilter für Engel verstopfen, sind:

- Angst, etwas Schreckliches zu sehen
- Angst, sich lächerlich zu machen
- Angst, die Wahrnehmung nicht mehr abschalten zu können
- Angst, von Gott bestraft zu werden
- Angst, Dinge (und besonders unangenehme Dinge) voraussehen zu können
- Angst vor Verantwortung
- Angst zu versagen

Diese Ängste sind meist versteckt, und oft wird versucht, sie durch den Glaubenssatz »Du musst dich nur mehr anstrengen und es oft genug versuchen« zu kompensieren. Die Wahrnehmung von Engeln lässt sich jedoch nicht erzwingen. Je mehr man sich anstrengt, desto größer wird die Blockade.

Menschen, die mit Engeln kommunizieren wollen, brauchen Hilfe bei der Auflösung ihrer Ängste und limitierenden Glaubensmuster und bei der Heilung psychischer Blockaden. Dadurch öffnen sich das Herzchakra und das dritte Auge und die Wahrnehmungsfilter werden ausgeschaltet.

Wie beeinflussen Emotionen unser Leben?

Wir alle tragen gespeicherte Emotionen und Programme mit uns herum, die uns das Leben unnötig schwer machen. Die gespeicherten Emotionen formen unsere Glaubensmuster, und diese bestimmen unsere Gedanken. Die Gedanken sind wie Samenkörner, die wir in den fruchtbaren Boden (Emotionen) pflanzen, der seit unserer Empfängnis bereitet wird, und wir stärken sie, indem wir mit intensiven Emotionen (zum Beispiel Angst) an ihnen festhalten. Wenn die Energien dieser Emotionen mit Gedanken zusammentreffen, erzeugen sie Schwingungen, die wiederum eine magnetische Wirkung haben und immer genau das anziehen, was wir denken. Auf diese Weise erschaffen wir unsere Realität.

Wenn unsere Realität nun anders aussieht, als wir sie uns eigentlich wünschen, liegt das daran, dass unsere Emotionen und unsere Gedanken nicht übereinstimmen. Wenn wir unsere Gedanken beispielsweise auf etwas richten, das wir haben möchten, aber unterbewusst die Emotion vorherrscht, dass wir das Gewünschte nicht wert sind, werden wir es in der Regel nicht bekommen.

Kennen Sie den Ausdruck »der Verstand setzt aus«? Damit soll zum Ausdruck gebracht werden, dass die Emotionen die treibende Kraft sind und dass konträre Gedanken einen Konflikt auslösen. Oft handeln wir trotz aller guten Vorsätze gegen unseren Verstand beziehungsweise »wider besseres Wissen« und bleiben zum Schluss mit einem »schlechten Gewissen« zurück. Haben Sie sich schon einmal gefragt, warum positive Affirmationen für manche Menschen funktionieren und für andere überhaupt nicht? Bei den Menschen, die trotz positiver Affirmationen nicht die gewünschten Resultate erzielen, laufen Emotionen und Gedanken in unterschiedliche Richtungen. Dort, wo die Affirmationen erfolgreich sind, stimmen Emotionen und Gedanken überein.

Zur bewussten Manifestierung Ihrer Wünsche (beispielsweise für die Heilung von Krankheiten) müssen Emotionen und Gedanken übereinstimmen. Das wurde in Zusammenhang mit der Bedeutung der Intention (siehe Seite 21 ff.) ja bereits erklärt. Wenn Sie in Beziehungen ständig enttäuscht werden, wenn alles schief zu laufen scheint und Sie anscheinend nie die gewünschten Resultate erzielen, sodass Sie immer frustriert sind, laufen Ihre Gedanken und Ihre Emotionen mit Sicherheit in unterschiedliche Richtungen.

Die Faustregel *immer positiv denken* ist sicher nicht das Allheilmittel, um seine Gedankenwelt in den Griff zu bekommen. Manchmal kann es von entscheidender Bedeutung sein, lang unterdrückten Schmerz, Ärger und andere Gefühle herauszuschreien oder wie auch immer zum Ausdruck zu bringen, damit sie sich nicht als Krankheiten manifestieren, eskalieren oder außer Kontrolle geraten. Wir alle kennen die berühmten roten Knöpfe, die uns, wenn sie von Menschen aus unserem Umfeld gedrückt werden, auch ohne offensichtlichen Grund emotional explodieren lassen. Hinter solchen Explosionen verbergen sich immer verborgene Schmerzen und nicht verheilte Wunden.

Heike (32) hat sich viele Jahre lang nach einem verständnisvollen Partner gesehnt, doch es schien, als würden Männer einen großen Bogen um sie machen. Verzweifelt suchte sie nach den Ursachen und glaubte ernsthaft, dass mit ihr etwas nicht stimmte. Tatsächlich kratzte sich Heike regelmäßig die Haut an Armen und Beinen auf, was sie im herkömmlichen Sinne wenig attraktiv machte. Doch das war nicht der Grund, warum sie keine Beziehung mit Männern eingehen konnte.

Während der Energiebehandlung mit den Engeln stellte sich heraus, dass Heike im Alter von drei Jahren von ihrem Vater missbraucht worden war. Sie hatte bisher keine bewusste Erinnerung an dieses Erlebnis gehabt, doch nun wurden die lang verschütteten Erinnerungen und Emotionen in Form von inneren Bildern freigesetzt. Zunächst fühlte sie nichts als eine lähmende Hilflosigkeit, weil sie erkannte, dass sie sich in der tatsächlichen Situation als Kind nicht hatte wehren können. Doch dann überkam sie eine unglaubliche Wut. Die Engel ermutigten sie, diese Energie herauszulassen. Sie signalisierten mir, Heike ein Kissen zu geben, an dem sie ihre Wut auslassen konnte, wobei das Kissen natürlich stellvertretend für den Vater war. Heike schrie laut: »Du Schwein, ich hasse dich!« Sie weinte und schlug rasend vor Wut auf das Kissen ein. Immer wieder, immer lauter und immer härter, bis sie sich schließlich wie ein Säugling im Mutterleib zusammenkauerte und noch etwa zehn Minuten lang leise vor sich hin weinte. Ihre unterdrückten Emotionen waren mit der Wucht eines Vulkanausbruches wieder zum Vorschein gekommen. Anschließend fühlte sie sich leer, aber auch ruhiger und befreit. Die Engel setzten die Behandlung fort und entfernten alle restlichen Energien und Emotionen, die mit diesem Erlebnis zusammenhingen. Dann führten sie Heike durch eine Heilmeditation und wandten die Lösungsformel an, mit deren Hilfe sie sich und ihrem Vater verzeihen konnte. Innerhalb von zehn Tagen heilten all ihre Hautabschürfungen, und etwas später ließ sie mich wissen, dass ihr neuer Freund Thomas heißt. Auch er wurde als Kind missbraucht und kann viel Verständnis und Liebe für Heike aufbringen.

Wie können wir unsere Gedanken und Emotionen ändern?

Wenn wir unzufrieden sind mit dem, was wir uns Tag für Tag aufgrund unserer unbewussten und unerwünschten Emotionen erschaffen, sollten wir diese Emotionen transformieren und damit ihre Energie verändern. Während der Behandlung mit den Engeln können wir zum Ursprung der Emotionen zurückgehen und ihre Schwingung verändern. (Wie das geht, wird in Kapitel 14 ab Seite 202 erklärt.) Dieser Prozess verändert die im Unterbewusstsein gespeicherten Informationen und damit auch die unerwünschten Emotionen und Programme. Natürlich können wir unsere Gedanken auch durch Affirmationen verändern, doch die Gedanken werden wieder auftauchen, wenn wir die Emotionen nicht an ihrem Ursprung energetisch verändern. Mit anderen Worten: Wenn wir den Löwenzahn nicht mit der Wurzel herauslösen, wird er immer wieder nachwachsen.

Aufgrund leidvoller Erfahrungen haben sich viele Menschen den bewussten Zugang zu ihren Emotionen selbst verbaut. Es scheint manchmal besser, nichts zu fühlen als Schmerzen zu empfinden. Auch gesellschaftliche Restriktionen haben dazu beigetragen, vor allem Männer von ihren

Emotionen abzutrennen, denn sie werden oft als »Weicheier« oder »Heulsusen« bezeichnet, wenn sie ihre Gefühle zum Ausdruck bringen. Viele Männer wurden schon im Kindesalter durch Spott und Bestrafung darauf programmiert, ihre Emotionen zu unterdrücken. Diese verschütteten oder bewusst unterdrückten Emotionen können natürlich nicht einfach unter den Teppich gekehrt werden. Ihre Energien sind im Körper und im Energiefeld der Betreffenden gespeichert. Sie gehen nicht von allein weg, sondern dehnen sich im Gegenteil immer mehr aus, und es kostet immer mehr Kraft, sie im Verborgenen zu halten – Kraft, die dem Körper verloren geht. Der Körper wird also immer schwächer und schließlich sogar krank.

Ein Beispiel: Die Situation am Arbeitsplatz wird als Stress empfunden. Stress bedeutet, dass wir unsere Emotionen unterdrücken und nicht das sagen oder tun, was wir gern sagen oder tun möchten. Stress gehört bekanntlich zu den Hauptursachen von Herzinfarkten.

Da Emotionen Energien sind, die zwar nicht eliminiert, wohl aber transformiert werden können, ist es aber möglich, Emotionen und die damit verbundenen Programme zu verändern und somit Krankheiten zu heilen und Probleme dauerhaft zu lösen. Der erste Schritt besteht in der Bereitschaft, sich seiner Emotionen bewusst zu werden und sie ohne Bewertung oder Verurteilung zuzulassen (siehe auch Klärung des Richter-Programms, Seite 187 f.). Erst dann kann man sich bewusst werden, was man stattdessen empfinden möchte. Ich erkläre das meinen Klienten oft am Beispiel der Blumenvase: Bevor neues Wasser und neue Blumen eingefüllt werden können, muss das alte Blumenwasser ausgegossen werden.

In seinem Buch *Perfect Health* schreibt Deepak Chopra, dass in der DNS jeder Zelle die Erinnerung an die perfekte Blaupause gespeichert ist. Sie ist lediglich von den Energien verschiedener Programme überdeckt, welche die Zellen daran hindern, perfekt zu funktionieren.

Checkliste der unerwünschten und unerlösten Emotionen

Viele Menschen wünschen sich nichts sehnlicher, als geliebt zu werden und gesund und frei zu sein, doch oft tragen sie ebenso unerwünschte wie unerlöste Emotionen mit sich herum, die sie genau daran hindern. Dieses emotionale Gepäck kann höchst negative Auswirkungen haben: Verspannungen, einen Mangel an Spontaneität, Kreativität und Freude und sogar körperliche Krankheiten. Überprüfen Sie daher, welche der unten genannten Emotionen Sie selbst oder Ihre Klienten mit sich herumschleppen. Wenn Sie das Gepäck identifiziert haben, können Sie selbst wählen, wie Sie sich am liebsten fühlen möchten, und dies in eine Lösungsformel fassen, zum Beispiel: Ich fühle mich … (akzeptiert, angenommen, beschützt, geheilt, geliebt, verstanden). Ich bin … (dankbar, gesund, glücklich, entspannt, erfüllt, erfolgreich, erleuchtet, sicher). Ich beschließe, (mutig, fit, finanziell unabhängig, frei, produktiv, mobil, stark) zu sein.

Formulieren Sie Ihre Lösungsformeln immer positiv und denken Sie daran: Sie erschaffen Ihr eigenes Leben!

abgefertigt
abgeschoben
abgesondert
abgespeist
abgestellt
abgewertet
abhängig
alarmiert
allein gelassen
ängstlich
apathisch
arrogant
attackiert
angeklagt
ausgefragt
ausgelaugt
ausgeliefert
ausgenutzt
ausgeschlossen
ausgestoßen

bedrängt
befangen
begrenzt
belastet
belogen
benachteiligt
benutzt
beschämt
beschmutzt
bestraft
betroffen
betrogen
bevormundet
blockiert
brutal

chaotisch

dämlich
depressiv
devot
diktatorisch
dominant
dominiert
doof
dumm

egoistisch
eingeengt
eingeschränkt
einsam
emotional blockiert
emotional verletzt
empfindlich
entwürdigt
erbärmlich
erfolglos
erniedrigt
erschöpft

falsch (immer)
falsch behandelt
falsch ernährt
falsch getröstet
falsch verstanden
fehl am Platz (immer)
festgehalten
finanziell eingeschränkt
fremdbestimmt
Freunde (ohne)
frustriert

gebunden
gedemütigt
geduldet
gefangen
gehasst
gekränkt
(in) Geldschwierigkeiten
(kann kein Geld annehmen/
nicht mit Geld umgehen)
gemaßregelt
geopfert
gerichtet
geschlagen
gestresst
getäuscht
getrennt
gezwungen
gleichgültig (sein)

haltlos
herabgesetzt
herabgewürdigt
hilflos
hingerichtet
hintergangen
hörig
hoffnungslos
hysterisch

Idiot (wie ein)
ignorant
immobil
impulsiv
im Stich gelassen
inkompetent
in Besitz genommen
in Beschlag genommen
introvertiert
irritiert
isoliert

kaltgestellt
kastriert
kontrolliert
krank
kritisiert

lästig
leblos

limitiert
lustlos/lustvoll

machtlos
Mangel (im M.)
Märtyrer (als M.)
manipulierend
melancholisch
mental verwirrt
minderwertig
miserabel
missachtet
missbraucht
missverstanden
müde
mundtot gemacht
mutlos

naiv
negativ
nervös
nicht anerkannt
nicht angenommen
nicht beachtet
nicht ernst genommen
nicht gefördert
nicht gemocht
(vielem) nicht gewachsen
nicht gewollt
nicht gut genug
nicht richtig
nicht verstanden
nicht wahrgenommen
nicht willkommen
nicht zugehörig
niedergemacht
neurotisch
nutzlos

obskur
ohnmächtig
orientierungslos

perfektionistisch
pervers
pessimistisch
phobisch

rachsüchtig
rastlos
ratlos
rebellierend
ruhelos
ruiniert

sabotiert
sarkastisch
schlapp
schockiert
schüchtern

schuldig
schwach
selbst vernichtend
selbst verurteilend
selbst zerstörend
selbst zweifelnd
separiert
sexuell frustriert
sexuell missbraucht
sorgenvoll
sprachlos
stagnierend
suchend
süchtig
suizidal

taktlos
terrorisiert
träge
traumatisiert
traurig
triebhaft
trostlos
tyrannisiert

überfahren
überfordert
übervorteilt
überwältigt
unakzeptiert
unausgeglichen
unbedeutend
unbequem
unbefriedigt
unbeweglich
unbewusst
undankbar
undiszipliniert
unehrlich
unentschlossen
unerfüllt
unerwünscht
unfähig
unfrei
unfreundlich
ungeliebt
ungerecht behandelt
unglücklich
unkontrolliert
unorganisiert
unpopulär
unqualifiziert
unruhig
unsicher
unterschätzt
unverantwortlich
unverstanden
unvollkommen
unwichtig
unwillig

unwirsch
unwürdig

verärgert
verbittert
verbraucht
verdammt
verflucht
vergewaltigt
verhaftet
verhöhnt
verhört
verkannt
verlassen
verletzt
verleugnet
verloren
vernachlässigt
vernichtet
verspottet
verstoßen
verurteilt
verwirrt
verwundbar
verwundet
verzweifelt
vorgeführt
vulgär

weggestoßen
weggeworfen
wertlos
würdelos

zerfleischt
zermürbt
zerstört
zerstreut
zertreten
zu kurz gekommen
zurückgewiesen

KAPITEL 10

Das Opferprogramm

Wenn du damit beginnst,
dich denen aufzuopfern,
die du liebst, wirst du damit enden,
die zu hassen,
denen du dich aufgeopfert hast.

George Bernard Shaw, irischer Dramatiker
und Literatur-Nobelpreisträger (1856–1950)

Dieses Programm ist besonders bei Frauen weit verbreitet und wird auch das »Brave Mädchen-Programm« genannt. Als Kinder haben diese Frauen gelernt, ihre Bedürfnisse hintanzustellen oder gar ganz zu unterdrücken. Als Erwachsene opfern sie sich auf – für die Kinder, für den Mann, für den Beruf. Sie sind erschöpft und frustriert, geben alles und bekommen nichts zurück. Dennoch versuchen sie immer noch mehr zu geben, weil sie hoffen, dass die Liebe, die sie geben und nach der sie suchen, irgendwann zu ihnen zurückfließt. Häufig kann man dieses Programm bereits an der Körperhaltung erkennen, aber auch an anderen physischen Symptomen. Diese Menschen haben häufig Migräne, Rücken- und Schulterprobleme und gehen oft nach vorn gebeugt. Sie tragen die emotionale Last der Familie und manchmal sogar der ganzen

Welt. Weil sie anderen Menschen helfen wollen, sind sie oft in Heilberufen zu finden oder helfen ehrenamtlich. Kommt Ihnen das bekannt vor?

Helga (69) ist der Archetyp des Opferprogramms, stellvertretend für viele Frauen, die nie berufstätig waren und rund um die Uhr unbezahlt als Hausfrau in der Familie oder ehrenamtlich in der Gemeinde oder für die Kirche arbeiten, ohne persönliche Erfüllung in ihrer Arbeit zu finden. Helga ist auf einem Bauernhof großgeworden. Von klein auf kannte sie nichts als Arbeit. Ihre Mutter war gestorben, als Helga zwölf Jahre alt gewesen war. Für ihre vier jüngeren Brüder (neun, sieben, fünf und zwei Jahre alt) war sie seitdem Muttererersatz gewesen. Sie ging einige Stunden am Tag in die Dorfschule, arbeitete den Rest des Tages auf dem Feld, fütterte die Tiere, kochte für die Geschwister, putzte, wusch Berge von Wäsche und fiel abends erschöpft ins Bett. Freizeit war ein Fremdwort für sie und ihre eigenen Bedürfnisse musste sie stets zurückstellen. Auch in ihrem späteren Leben war es ihr fast unmöglich, sich zu freuen, etwas zu genießen oder ihre eigenen Wünsche auszudrücken. Sie entwickelte den Glaubenssatz »Leben heißt Arbeiten« und die emotionale *Sucht, gebraucht zu werden*. Ihren späteren Ehemann wählte sie nicht aus Liebe. Vielmehr willigte sie in den »Kuhhandel« ein, den ihr Vater mit dem um sie werbenden Handwerksgesellen abgeschlossen hatte. Nachdem ihre Brüder erwachsen geworden waren, war ihr Sohn ihr ganzer Lebensinhalt. Helga fühlte sich am wohlsten, wenn sie ihrem Sohn (der irgendwann unter Protest seiner Mutter eine eigene Wohnung bezogen hatte) selbst gebackenen Kuchen servieren und die Wäsche waschen konnte. Noch später rief sie den unverheirateten Sohn, der mittlerweile über vierzig Jahre alt war, mehrmals in der Woche an, um ihn daran zu erinnern, am Samstagmorgen die schmutzige Wäsche vorbei zu bringen und am Sonntagmittag Punkt ein Uhr zum gemeinsamen Essen zu erscheinen. Später konnte er dann die frisch gebügelte Wäsche wieder mitnehmen. Helga zehrte sich für andere auf, bis ihre unverdauten Emotionen Darmkrebs verursachten und ihr unerfülltes Leben schließlich nach mehreren Operationen sein Ende fand.

Sich im Alltag oder in einem schlecht bezahlten Job regelrecht aufzuopfern, ist ein typisches Merkmal des Opferprogramms, doch die so genannten Opfer sind nicht wirklich selbstlos. Mütter beispielsweise klammern sich oft an ihre Kinder, in die sie so viel Arbeit investiert haben, und erzeugen durch dieses Verhalten natürlich keine selbstbewussten, freien Menschen, sondern vielmehr neue Opfer, die Schwierigkeiten haben, ihre eigenen Bedürfnisse auszuleben, weil sie unbewusst immer versuchen, die Mutter (oder andere Autoritätspersonen) zufrieden zu stellen oder glücklich zu machen. Doch das ist aufgrund der Charakteristika des ursprünglich vorgelebten Opferprogramms (Opfer gönnen sich keine »eigennützige« Freude) überhaupt nicht möglich.

Vielleicht fragen Sie sich, was falsch daran ist, Familienmitgliedern und anderen Menschen helfen zu wollen. Gar nichts. Es geht generell nicht darum, ob etwas richtig oder falsch ist. Sie brauchen überhaupt nichts zu ändern, aber vielleicht denken Sie darüber nach, wie Sie Dinge in Ihrem Leben verbessern und Spaß, Liebe, Zeit, Gesundheit oder Geld bekommen können und auch noch alles andere, was Sie sich für Ihr persönliches Glück wünschen.

Mein Lehrer Zohar erklärte mir vor vielen Jahren, es sei wichtig, gleichermaßen geben und annehmen zu können. Wie sähe die Welt aus, wenn wir alle nur geben würden? Und wie, wenn alle Menschen nur nehmen würden? Wir alle tragen zur Balance in dieser Welt bei, indem wir uns selbst ins Gleichgewicht bringen.

Menschen, bei denen das Opferprogramm abläuft, leiden unter einem Mangel an Energie, der sich auch als Zeit- und Geldmangel zum Ausdruck bringt. In unseren Workshops machen wir folgende Übung zur Selbstanalyse:

- Testen Sie, wie viel Prozent der Energie, die Sie täglich zur Verfügung haben, wohin fließen. Nehmen Sie ein Blatt Papier und zeichnen Sie sich selbst als Kreis in die Mitte des Blattes. Darum herum ordnen Sie weitere Kreise an, die für Partner, Kinder, Beruf, Haushalt, ehrenamtliche Tätigkeit, Familienangehörige, Freunde und so weiter stehen.
- Zeichnen Sie nun ein, wie viel Energie (in Prozent) von Ihnen wegfließt und wie viel zurückkommt. Addieren Sie die Prozentzahlen.
- Wie viel Energie haben Sie am Ende des Tages zur Verfügung? Sind es fünf, zehn, zwanzig Prozent oder noch mehr? Oder sind Sie im Minus, bei weniger als ein Prozent? Wir haben die Erfahrung gemacht, dass die meisten Menschen energetisch bankrott sind. Sie geben wesentlich mehr als sie zurückbekommen, fühlen sich ausgelaugt, gestresst und werden krank. Möchten Sie für sich etwas an diesem Zustand ändern?

- Dann machen Sie nun eine Liste mit zehn Punkten, in der Sie notieren, wie viel Energie Sie zu geben bereit sind. Sie selbst sind die Nummer 1 auf der Liste und haben, wenn Sie gesund sind, im Idealfall hundert Prozent Energie.
- Listen Sie nun auf, wie viel Energie Sie für andere Menschen und Aufgaben übrig haben. Das bedeutet: Sie nehmen sich Zeit für sich selbst und stellen zuerst sicher, dass es Ihnen gut geht, dass Sie genug geschlafen und gegessen haben und Ihre eigenen Batterien (Energiespeicher) aufladen können. Dies kann auf unterschiedliche Art und Weise geschehen, beispielsweise in der Meditation, bei einem Spaziergang, durch Yogaübungen, Ausruhen oder indem Sie einem Hobby nachgehen.

Allen, die jetzt denken »dafür hab ich doch gar keine Zeit«, verrate ich nun das Erfolgsgeheimnis des Bestseller-Autors und Multimillionärs Jack Canfield: Jack teilt seine Woche in drei Fokus-Tage, zwei »Was auch immer«-Tage und einen Urlaubstag ein. An den Fokus-Tagen nimmt er alle Termine wahr und erledigt neunzig Prozent seiner beruflichen Aufgaben, weil er weiß, dass der nächste Tag ein Urlaubstag ist. Er konzentriert sich an diesen Tagen auf nichts anderes und verschiebt auch nichts auf morgen. Sicher haben auch Sie schon die Erfahrung gemacht, dass Sie Dinge mit schier unglaublicher Intensität erledigen können, bevor Sie in Urlaub fahren. Ist es nicht interessant, dass wir lange Listen abarbeiten und sehr viel schaffen können, bevor wir losfahren? Wenn Sie an drei Wochentagen mit dieser Intensität arbeiten, steigert sich die Effizienz Ihrer Arbeit um insgesamt 65 Prozent. An den »Was auch immer«-Tagen ist Zeit zum Einkaufen, für den

Tennisclub, für Freunde, den Frisör, Weiterbildung und so weiter, aber auch in diesen beiden Tagen kann noch das eine oder andere erledigt werden, beispielsweise die restlichen zehn Prozent Ihrer Arbeit. An seinem Urlaubstag nimmt sich Jack tatsächlich einen Tag frei. Das ist dann ein Tag ohne Anrufe, E-Mails oder sonstige berufliche Verpflichtungen. Er ist einfach nicht erreichbar und macht 24 Stunden lang nur das, was ihm wirklich Spaß macht, inklusive Sex. An solchen Tagen ist es auch möglich, Urlaub von der Familie zu nehmen beziehungsweise bewusst mit der ganzen Familie zu besprechen, wann Urlaubstage sind und was vorher noch erledigt werden kann.

Durch das Delegieren von Aufgaben gewinnt man zusätzlich Zeit, und so kann aus einem »Was auch immer«-Tag ein weiterer Urlaubstag werden. Was bei diesem System wegfällt, ist das schlechte Gewissen, das viele Menschen haben, wenn sie auch nur eine kurze Ruhepause einlegen, weil sie ja eigentlich noch so viel tun müssten. Auch das schlechte Gewissen kostet viel Kraft und Energie. Gönnen Sie sich Zeit, in der Sie nichts müssen! Mit dieser Methode beugen Sie auch jenen unnatürlichen Auszeiten vor, die Sie sich sonst auf andere Weise schaffen würden, zum Beispiel mit einer Grippe oder anderen Krankheiten beziehungsweise Verletzungen. Natürliche Auszeiten hingegen führen dazu, dass Sie gesünder sind, mehr Zeit und mehr Geld haben und sich Ihre Träume erfüllen können.

Doch seien Sie gewarnt: Wenn Sie das Opferprogramm geklärt haben, können Sie niemandem mehr die Schuld an etwas geben. Sind Sie bereit, Verantwortung für sich selbst, Ihr Leben und Ihre Gesundheit zu übernehmen?

Heilung und Klärung des Opferprogramms mit Erzengel Chamuel

Wenn Sie sich die Probleme der ganzen Familie und anderer Menschen aufgebürdet haben, kann es hilfreich für Sie sein, folgende Visualisierung mit Erzengel Chamuel durchzuführen.

- Entspannen Sie sich und beginnen Sie mit der Engelatmung (siehe Seite 70 f.). Legen Sie die Hände auf Ihr Herzchakra und lassen Sie die Energien fließen. Bitten Sie dann Erzengel Chamuel und seine Helferengel um Unterstützung bei der Klärung des Opferprogramms.
- Visualisieren Sie zunächst eine große Kinoleinwand und auf dieser Leinwand das Haus/die Wohnung, in dem/der Sie leben. Nehmen Sie wahr, dass viele Engel anwesend sind und dass alles hell erleuchtet ist.
- Sehen Sie nun, wie die Engel einen sehr großen Ofen in das Zentrum des Hauses stellen. In dem Ofen lodert eine große violette Flamme.
- Gehen Sie nun in Ihrer Vorstellung durch das ganze Haus, durch ein Zimmer nach dem anderen. Überall stehen Pakete und Schachteln, voll mit dem energetischen Müll, den Sie selbst produziert oder von anderen übernommen haben: negative Emotionen, Gedankenformen, Verhaltensmuster und Urteile. Nehmen Sie all diese Pakete und Schachteln und werfen Sie sie in den Ofen. Säubern Sie einen Raum nach dem anderen. Die überflüssigen Energien können in Ihrer Vorstellung auch die Form von Einrich-

tungsgegenständen, Geschenken, Kleidern und so weiter annehmen.

- Sehen Sie, wie alles in dem großen Ofen verbrannt wird, wie diese Energien transformiert werden und wie helles weißes Licht aus dem Ofenrohr entweicht und das Haus nach und nach füllt.
- Geben Sie nun eine Bestellung bei Erzengel Chamuel auf. Bestellen Sie zum Beispiel Liebe, Freude, Glück, Gesundheit und Freiheit. Visualisieren Sie, wie Chamuel und seine Helferengel diese Energien in neuen Paketen, Schachteln und Lichtkugeln in Ihr Haus bringen.
- Schauen Sie überall nach, ob das Haus auch wirklich licht und hell ist. Falls Sie noch irgendeine dunkle Stelle entdecken, bitten Sie um Offenbarung und Beseitigung der Hintergründe und sehen dann zu, wie die Engel diese in den Transformationsofen werfen. Wenn das gesamte Haus in hellem Licht erstrahlt, ist der erste Teil dieses Reinigungsvorgangs abgeschlossen.
- Sehen Sie nun, wie die Engel den großen Ofen entfernen und einen niedrigen Tisch mit Sitzgelegenheiten in die Mitte des Raumes stellen. Laden Sie all Ihre Familienmitglieder, Ihren Chef, Ihre Arbeitskollegen, Klienten, Freunde, Ärzte – alle, die eine Rolle in dem Opferprogramm gespielt haben – ein, sich um diesen Tisch zu setzen. Sobald alle versammelt sind, verkünden Sie laut: ***»Von diesem Tag an will ich für niemanden mehr das Opfer sein. Von heute an wähle ich die Freiheit und gestehe mir zu, eigene Entscheidungen zu treffen. Ich entbinde euch hiermit von der Aufgabe, mir meine Muster und Programme zu zeigen, und entbinde mich selbst davon.«***

- Beobachten Sie, wie die im Raum Anwesenden reagieren. Haben sie verstanden? Nicken sie mit dem Kopf?
- Bitten Sie nun alle Personen, die Sie verstanden haben, den Raum zu verlassen. Sollte es eine Person geben, die nicht gehen will, bitten Sie Chamuel, die karmische Verbindung zu dieser Person zu durchtrennen und Sie endgültig von den Energien des Opferprogramms zu befreien. Nehmen Sie wahr, was Sie fühlen, wenn alle Personen den Raum verlassen haben. Danken Sie Chamuel, seinen Helfern und der Gotteskraft. Strecken Sie die Arme aus und sagen Sie dreimal: ***»Ich bin frei. Ich bin frei. Ich bin frei.«***
- Sehen Sie jetzt, wie das gesamte Bild auf der Leinwand in einem goldenen Lichtmeer verschwindet. Kommen Sie langsam wieder ganz in Ihren Körper zurück. Nehmen Sie sich Zeit, bevor Sie aufstehen, und trinken Sie ein Glas Wasser.

Wenn Sie irgendwann das Gefühl haben, kurzfristig in das alte Programm zurückgefallen zu sein, wiederholen Sie die Visualisierung. (Eine beliebte Rückfallzeit sind die Weihnachtstage im Kreis der Familie.) In den wenigsten Fällen sind Familienmitglieder bereit, den plötzlichen Wunsch nach Selbstverwirklichung eines Familienmitglieds (Klärung des Opferprogramms) zu unterstützen, da er oft mit persönlichen Einbußen verbunden ist. Der gewohnte »Service« – Essen kochen, Wäsche bügeln etc. – könnte eingeschränkt werden oder gar wegfallen. Meine 75-jährige Klientin Klara stieß auf hartnäckigen Widerstand bei ihrem Ehemann, als sie sich entschloss, zum ersten Mal in ihrem Leben an einem Wochenendseminar teilzunehmen, was zur Folge hatte, dass sie ihm ausnahmsweise keinen

Sonntagsbraten servieren konnte. Ihr Mann sagte: »Das gefällt mir aber überhaupt nicht!« Doch zu seiner Verblüffung antwortete Klara: »Nun weißt du endlich, wie ich mich fühle, wenn mir Dinge nicht gefallen, wie du sie seit fünfzig Jahren wie selbstverständlich tust.« Es ist nie zu spät, dazuzulernen …

Christa (55) hatte zwei erwachsene Töchter, arbeitete als Altenpflegerin und bekochte und verwöhnte ihren Ehemann rund um die Uhr. Sie lebte das klassische Opferprogramm, bis der plötzliche Unfalltod ihrer besten Freundin sie eines Tages veranlasste, über ihr Leben nachzudenken. »War das schon alles?«, fragte sie sich und beschloss bald darauf, ihr Leben zu verändern. Sie kam in meine Praxis und erzählte mir von ihrem Vorhaben, aber sie wusste nicht so recht, wie sie ihr Leben verändern konnte, denn ihre Stelle im Altenheim wollte sie aus finanziellen Gründen nicht aufgeben. In unserem Gespräch erkannte Christa ihr unbewusst ablaufendes Opferprogramm. Sie lernte die Engelatmung und arbeitete mit Erzengel Chamuel und ihren Schutzengeln an der Klärung dieses Programms. Durch die Arbeit mit den Engeln kam ihre wahre Berufung zum Ausdruck und Schritt für Schritt änderte sich ihr Leben. Sie lernte, Verantwortung an ihre erwachsenen Töchter abzugeben und die Hilfe ihres Ehemanns im Haushalt anzunehmen. Nun hatte sie Zeit für ihre alte, aber bisher vernachlässigte Leidenschaft, die Kräuterheilkunde. Christa holte ihr Herbarium und die Aufzeichnungen ihrer Mutter und Großmutter über Heilkräuter aus dem Keller. Sie fertigte nach alten Familienrezepten Cremes und Tees an, die gern und viel gekauft wurden. Außerdem bot sie Kräuterseminare und Wanderungen in der Natur an, um ihr wertvolles Wissen an andere Menschen weiterzugeben. Christa verwandelte ihre Stelle als Altenpflegerin in eine Teilzeitstelle und verdoppelte ihr monatliches Einkommen durch die verkauften Produkte und Seminare. Ihre neuen Aufgaben und die damit verbundene Anerkennung machten sie glücklich und schenkten ihr Erfüllung.

Kapitel 11

Das Richterprogramm

In Deutschland ist die höchste Form der Anerkennung der Neid.

Arthur Schopenhauer, Philosoph (1788–1860)

Wenn Sie mit Sicherheit sagen können, dass das Opferprogramm überhaupt nicht auf Sie zutrifft, prüfen Sie doch einmal, ob Ihnen die Charakteristika des Richterprogramms bekannt vorkommen.

Das Richterprogramm hat zwei Seiten. Die erste ist dadurch gekennzeichnet, dass diese Menschen andere be- und verurteilen und dass ihre eigenen angestauten Emotionen zum Antriebsmotor werden. Nach außen wirken Menschen mit diesem Programm selbstbewusst. Oft sind sie beruflich erfolgreich und haben Führungspositionen inne. Für sie ist es wichtig, im Leben etwas zu erreichen und darzustellen, was auch materielle Sicherheit bedeutet. Sie sind immer beschäftigt und haben viel Stress, der sich vor allem durch Magen- und Herz-Kreislauf-Probleme bemerkbar macht. Als Kinder waren sie strebsam in der Schule und/oder im Sport, fühlten sich jedoch unterbewusst unverstanden und ungeliebt. Anerkennung und Liebe gab es für sie nur, wenn sie außergewöhnliche

Leistungen erbrachten. Als Erwachsene beurteilen sie ihre Mitmenschen nach dem, was sie erreicht haben, oder danach, wie viel Geld sie haben. Sie versuchen immer, besser zu sein als andere, denn unbewusst haben sie Angst zu versagen, allein zu sein und zu verlieren. Menschen, die es in ihren Augen »nicht geschafft haben«, werden von ihnen belächelt oder mit Verachtung gestraft. Sie sind wenig tolerant gegenüber anderen Kulturen, Rassen und Religionen. Alles, was anders ist und von der eigenen Norm abweicht, wird als feindlich aufgefasst.

Menschen mit der zweiten Version des Richterprogramms verurteilen sich selbst. Sie haben das Gefühl, nicht gut genug zu sein, fühlen sich weniger wert als andere, haben kein gutes Selbstwertgefühl und neigen zu Melancholie und Depressionen. Ständig schaffen sie sich Lebenssituationen, die Selbstzerstörung und Selbstbestrafung beinhalten. Beide Versionen des Richterprogramms können sich in einem Menschen während unterschiedlicher Lebensphasen bemerkbar machen. Das erklärt oft den völligen Zusammenbruch eines Menschen, der doch nach außen hin immer so erfolgreich war.

Wilfred war Abteilungsleiter in einem großen Produktionskonzern. Er war strebsam, besuchte regelmäßig Fortbildungsveranstaltungen, arbeitete sich in die neuesten Computerprogramme ein und bekam jedes Jahr eine Gehaltserhöhung. Er war im klassischen Sinne erfolgreich, was durch sein neues Luxusauto noch unterstrichen wurde. Bei seinen Mitarbeitern war er wegen seiner Wutausbrüche allerdings nicht sehr beliebt. Alle, die Wilfreds Ansprüchen nicht gerecht wurden, kritisierte er als Versager. Seine Ehefrau (sie lebte das Opferprogramm) wirkte eingeschüchtert und sein einziger Sohn Stephan hatte große Probleme in der Schule. Wilfred beschloss, seinen Sohn noch strenger zu erziehen und ihm »die Flausen auszutreiben, damit etwas Anständiges aus ihm werden konnte«. Doch Stephan hielt den Druck nicht aus. Mit 15 begann er heimlich Marihuana zu rauchen und mit 18 machte er den ersten Selbstmordversuch. Stephan verurteilte sich selbst (andere Seite des Richterprogramms), weil er die Erwartungen seines Vaters nicht erfüllen konnte, und wurde depressiv. Im selben Jahr hatte Wilfred einen Herzinfarkt, denn als der Selbstmordversuch seines Sohnes bekannt wurde, war seine bis dahin nach außen perfekte Welt zusammengebrochen.

Elisabeth, seine Frau, bat mich schließlich um Rat, und nach anfänglichem Widerstand von Wilfred wurde die ganze Familie über die ablaufenden Programme aufgeklärt. Danach konnte mithilfe der Engel vieles transformiert und geheilt werden. Wilfred war bereit, über seinen wunden Punkt (der frühe Tod seines Vaters) zu sprechen und transformierte sein Bedürfnis, der starke Held zu sein und die damit verbundene Angst, nicht geliebt zu werden.

Durch die Quantum-Engel-Heilung lernte Stephan (ein Indigo-Kind), seine spirituelle Seite anzunehmen und sich seinem Vater gegenüber abzugrenzen. Er ging nach Kolumbien und arbeitet dort seit nun schon einem Jahr für das Rote Kreuz.

Heilung und Klärung des Richterprogramms mit Erzengel Jophiel

Wenn Sie dazu neigen, andere oder sich selbst zu verurteilen, kann die folgende Visualisierung mit Erzengel Jophiel hilfreich für Sie sein.

- Entspannen Sie sich und beginnen Sie mit der Engelatmung (siehe Seite 70 f.). Legen Sie die Hände auf Ihren Solarplexus und lassen Sie die Energien fließen. Bitten Sie dann Erzengel Jophiel und seine Helferengel um Unterstützung bei der Klärung des Richterprogramms.
- Visualisieren Sie eine große Kinoleinwand und darauf Zwillinge: Sie sehen sich selbst in zweifacher Ausführung. Die Gestalt rechts stellt die dynamische Richterenergie dar, die Gestalt links steht für die rezeptive Richterenergie. Schauen Sie, ob eine Gestalt größer oder kleiner ist als die andere, machtvoller oder schwächer. Welche Emotionen hegt eine der anderen gegenüber. Was könnte die kleinere Gestalt brauchen?
- Bitten Sie Erzengel Jophiel, Ihnen den Grund dafür zu zeigen, dass sich eine Gestalt der anderen unterlegen fühlt und denkt, sie sei weniger wert. Lassen Sie helles Licht auf beide Gestalten scheinen, und bitten Sie Erzengel Jophiel, die Wurzel für dieses Programm zu entfernen und die damit verbundenen Energien zu transformieren.
- Beobachten Sie nun, wie sich beide Gestalten in Bezug auf Farbe, Größe und Dynamik immer ähnlicher werden. Fragen Sie die Ihr Programm dominierende Richtergestalt

(dynamisch oder rezeptiv), ob ihr Auftrag nun beendet ist oder ob es noch etwas zu tun gibt. (Zum Beispiel könnten Akten weggeworfen werden, die Reste des Programms symbolisieren.)

- Bedanken Sie sich bei dem bislang dominierenden Richter für seine Dienste, und sagen Sie ihm, dass er nun nicht mehr gebraucht wird und seine Arbeit niederlegen kann. Sehen Sie, wie sich diese Richtergestalt entspannt.
- Visualisieren Sie nun, wie sich beide Gestalten in die Augen blicken und sich umarmen. Fühlen Sie, wie die Liebe zwischen ihnen strömt, und sehen Sie, wie sie sich zu einem Körper vereinigen. Danken Sie Jophiel, seinen Helfern und der Gotteskraft. Spüren Sie diese Liebe und sagen Sie dreimal laut: ***»Ich liebe mich. Ich liebe mich. Ich liebe mich.«***
- Sehen Sie jetzt, wie das Bild auf der Leinwand in einem goldenen Lichtmeer verschwindet. Kommen Sie langsam wieder ganz in Ihren Körper zurück. Nehmen Sie sich genug Zeit zum Aufstehen und trinken Sie ein Glas Wasser.

Von nun an haben Sie es nicht mehr nötig, sich selbst oder andere zu verurteilen. Erinnern Sie sich daran, dass jedem Menschen die Liebe und die Kraft Gottes innewohnt. Nach dem göttlichen Plan sind Sie und alle anderen Menschen perfekt, so wie sie sind!

Kapitel 12

Das »Nicht verzeihen können«-Programm

Der Schwache kann nicht verzeihen.
Verzeihen ist eine Eigenschaft des Starken.

Mahatma Gandhi,
indischer Freiheitskämpfer und
spiritueller Lehrer (1869–1948)

Viele von uns leiden unter den Folgen tiefer emotionaler Verletzungen, und es fällt ihnen schwer, den »Verursachern« zu verzeihen. Sie sind nachtragend, hegen Wut und Groll und leiden dadurch noch mehr.

An anderer Stelle in diesem Buch haben wir gelesen, dass sich jeder von uns alles in seinem Leben mehr oder weniger bewusst selbst erschaffen hat. Wenn es Ihnen schwer fällt, das zu glauben, sind in Ihren Augen sicher alle anderen an allem schuld und Sie sind lediglich das »Opfer«. Bitte arbeiten Sie zunächst an der Klärung des Opferprogramms (siehe Seite 179 f.). Wenn Sie sich nicht mehr als Opfer fühlen, aber dennoch immer wieder Groll, Zorn, Wut, Hass, Ärger, Trauer und Verzweiflung empfinden, sollten Sie diese Energien zu Ihrem eigenen Wohl transformieren und sich damit selbst heilen.

Nicht umsonst sagt der Volksmund in manchen Situationen: »Das ging mir richtig an die Nieren.« Besonders wenn es um schmerzhafte Erfahrungen in zwischenmenschlichen Beziehungen und Partnerschaften geht, haben die Energien, die dadurch entstehen, dass Menschen nicht verzeihen können und nachtragend sind, negative gesundheitliche Auswirkungen. Man unterscheidet hier zwischen Menschen, die sich selbst nicht verzeihen können, und Menschen, die anderen nicht verzeihen können und ihnen permanent die Schuld zuweisen.

Menschen, die sich schuldig und hilflos fühlen, neigen zu Übergewicht. Sie schlucken ihren Kummer und ihre Schuldgefühle oft mit übermäßig viel Essen hinunter. Außerdem leiden Sie häufig unter Mandelentzündungen und Beschwerden im Verdauungstrakt. Menschen, die anderen die Schuld zuweisen, neigen zu Angstattacken und Schlafstörungen. Sie können ihren Emotionen auch Ausdruck verleihen, indem sie laut werden und andere beschimpfen. Tendenziell sind sie aggressiv, nervös, leicht reizbar und neigen zu Koliken sowie zu Entzündungen im Körper (bei Frauen häufig Endometriose).

Heilung und Klärung des »Nicht verzeihen können«-Programms mit den Erzengeln Jeremiel und/oder Zadkiel

Wenn Sie nicht verzeihen können oder oft Groll, Wut, Hass, Ärger und Trauer empfinden, kann die folgende Visualisierung mit den Erzengeln Jeremiel und/oder Zadkiel hilfreich für Sie sein.

- Entspannen Sie sich und beginnen Sie mit der Engelatmung. Legen Sie die Hände auf Ihr zweites Chakra und lassen Sie die Energien fließen. Bitten Sie dann Erzengel Jeremiel/Zadkiel und seine Helferengel um Unterstützung bei der Klärung des »Nicht verzeihen können«-Programms.
- Bitten Sie Jeremiel/Zadkiel und seine Helferengel, Sie zu Ihrem persönlichen Heil- und Krafttempel zu bringen. Visualisieren Sie einen großen Saal in diesem Tempel und darin einen goldenen Thron, der mit unterschiedlichen Heil- und Edelsteinen verziert ist und auf dem bequeme Kissen liegen.
- Nehmen Sie auf diesem Thron Platz und atmen Sie tief ein und aus. Legen Sie die Hände auf die Armlehnen, und spüren Sie, wie Sie von stärkender Energie durchflossen werden. Die Energie fließt durch Ihren ganzen Körper und Sie fühlen sich stark. Alle Menschen (Tiere, Wesenheiten), die Ihnen jemals in irgendeiner Form wehgetan haben, haben heute um eine Audienz gebeten. Sie möchten Sie um Verzeihung bitten. Sie sind aus diesem Leben und aus früheren Leben gekommen. Visualisieren Sie eine Menschenschlange, und sehen Sie, wie einer nach dem anderen vor Ihren Thron tritt.
- Nehmen Sie sich Zeit, jedem Einzelnen zu verzeihen. Sagen Sie: ***»Ich verzeihe dir und lasse mit der Kraft Gottes, die Ich Bin, alle Emotionen, Glaubensmuster, Versprechen, Verträge und Energien los, die uns je aneinander gebunden haben, sei es in diesem Leben oder in einem früheren.«*** Atmen Sie tief ein und aus, und visualisieren Sie dabei, wie diese Energien aus Ihrem Energiesystem und der DNS jeder einzelnen Zelle fließen und sogleich von Erzengel

Jeremiel/Zadkiel und seinen Helfern in goldenen Schalen (Transformationsgefäßen) aufgefangen werden. Sehen Sie, wie die jeweilige Person Sie dankbar anlächelt und den Saal verlässt.

- Wenn Sie jeder Person verziehen haben, sehen Sie zuletzt sich selbst in dreifacher Ausführung am Ende der Schlange stehen. Sagen Sie dem ersten Körper, Ihrem Mentalkörper: ***»Ich verzeihe dir und lasse mit der Kraft Gottes, die Ich Bin, alle Emotionen, Glaubensmuster, Versprechen, Verträge und Energien los, die zur Selbstbestrafung geführt haben, sei es in diesem Leben oder in einem früheren.«*** Atmen Sie tief ein und aus, und visualisieren Sie dabei, wie diese Energien aus Ihrem Energiesystem und der DNS jeder einzelnen Zelle fließen und sogleich von Erzengel Jeremiel/Zadkiel und seinen Helfern in goldenen Schalen (Transformationsgefäßen) aufgefangen werden. Sehen Sie, wie dieser Körper an die rechte Seite Ihres Thrones tritt.
- Sagen Sie dann dem zweiten Körper, Ihrem Emotionalkörper: ***»Ich verzeihe dir und lasse mit der Kraft Gottes, die Ich Bin, alle Emotionen, Glaubensmuster, Versprechen, Verträge und Energien los, die zur Selbstbestrafung geführt haben, sei es in diesem Leben oder in einem früheren.«*** Atmen Sie tief ein und aus, und visualisieren Sie dabei, wie diese Energien aus Ihrem Energiesystem und der DNS jeder einzelnen Zelle fließen und sogleich von Erzengel Jeremiel/Zadkiel und seinen Helfern in goldenen Schalen (Transformationsgefäßen) aufgefangen werden. Sehen Sie, wie dieser Körper an die linke Seite Ihres Thrones tritt.
- Sagen Sie nun dem dritten Körper, Ihrem physischem Körper: ***»Ich verzeihe dir und lasse mit der Kraft Gottes, die***

Ich Bin, alle Emotionen, Glaubensmuster, Versprechen, Verträge und Energien los, die zur Selbstbestrafung geführt haben, sei es in diesem Leben oder in einem früheren.« Atmen Sie tief ein und aus, und visualisieren Sie dabei, wie diese Energien aus Ihrem Energiesystem und der DNS jeder einzelnen Zelle fließen und sogleich von Erzengel Jeremiel/Zadkiel und seinen Helfern in goldenen Schalen (Transformationsgefäßen) aufgefangen werden. Sehen Sie, wie sich dieser Körper vorn links neben Ihren Thron stellt.

- Auf dem Thron sitzt Ihr spiritueller Körper. Er bittet die anderen Körper zu sich, umarmt sie und verschmilzt mit ihnen. Nun sagen Sie: ***»Ich verzeihe mir selbst alles, das ich geschworen habe, mir nie zu verzeihen, sei es in diesem Leben oder in früheren. Ich lasse mit der Kraft Gottes, die Ich Bin, alle Emotionen, Glaubensmuster, Versprechen, Verträge und Energien los, die mich an diese Schwüre gebunden haben.«*** Atmen Sie tief ein und aus, und visualisieren Sie dabei, wie diese Energien aus Ihrem Energiesystem und der DNS jeder einzelnen Zelle fließen und sogleich von Erzengel Jeremiel/Zadkiel und seinen Helfern in goldenen Schalen (Transformationsgefäßen) aufgefangen werden. Dann werden alle Schalen aus dem Raum gebracht. Sehen Sie nun, wie Erzengel Jeremiel/Zadkiel und seine Helfer applaudieren und Sie umarmen. Danken Sie ihnen für ihre Hilfe und fühlen Sie Ihre eigene Kraft und die Liebe und Dankbarkeit, die Sie durchströmen. Sagen Sie: ***»Ich bin frei. Ich bin frei. Ich bin frei.«***
- Lassen sie sich nun von den Engeln wieder zurückbringen. Kommen Sie langsam wieder ganz in Ihren Körper zurück.

Nehmen Sie sich genug Zeit zum Aufstehen. Ruhen Sie sich anschließend mehrere Stunden lang aus und trinken Sie an diesem Tag zwei bis drei Liter Wasser.

Bitte beachten Sie, dass die frei gewordenen Emotionen toxisch im Körper wirken können, wenn sie nicht mit viel Wasser ausgeleitet werden. Je älter Ihr Klient ist und je schwieriger sein bisheriges Leben war, desto kürzer und daher öfter sollte diese Visualisierung durchgeführt werden.

Es handelt sich hier um eine sehr intensive, tief gehende Behandlung, die unter Umständen lange dauern kann. Sie sollten sie nicht länger als neunzig Minuten bei sich selbst oder Ihren Klienten durchführen. Wenn Sie danach noch nicht bis zum Ende der Schlange vorgedrungen sind, unterbrechen Sie den Prozess und machen an einem anderen Tag weiter (auch nicht länger als neunzig Minuten), bis Sie das Ende der Schlange erreicht haben.

Sie können sich jederzeit auf eine neue innere Reise in Ihren Heil- und Krafttempel begeben, zum Beispiel wenn Sie spüren, dass Sie Schwierigkeiten haben, jemandem zu verzeihen, oder wenn keine Harmonie in Ihrem Körpersystem herrscht.

Dr. Abram B. war jüdischer Abstammung. Seine Eltern und Geschwister waren im Konzentrationslager gestorben, er selbst hatte nur knapp überlebt. Mit der Hilfe eines Freundes war es ihm gelungen zu flüchten und in die USA auszuwandern. Er kam vor eineinhalb Jahren auf Empfehlung in meine Praxis. Obwohl er selbst Mediziner in eigener Praxis war und auch schon viele alternative Heilweisen ausprobiert hatte, litt er seit Jahrzehnten an Atemnot und extremen Schlafstörungen. Er schlief selten mehr als zwei bis drei Stunden pro Nacht und fühlte sich extrem ausgelaugt und energielos. Die Behandlung verlief gut, die Engel halfen ihm, die längst verschütteten Emotionen zuzulassen und zu transformieren. Dr. B. war sehr feinfühlig. Er konnte die Energien der Engel deutlich spüren und sah viele Farben und Licht. Ich war tief berührt und dankbar, dass dieser fast 70-jährige Mann nach all den Jahren in der Lage war, die Hilfe der Engel anzunehmen, auch wenn es ihm sehr schwer fiel zu verzeihen. Zwei Tage nach der Behandlung erkundigte ich mich nach seinem Befinden. Es ging ihm schlecht. Er hatte mit Fieber und Hautausschlägen auf die Behandlung reagiert. Ich wusste, dass Fieber ein deutliches Zeichen für intensive Transformation ist und dass seine Haut auf die frei gewordenen Emotionen reagierte. Daher empfahl ich ihm, noch mehr Wasser zu trinken und zur nächsten Behandlung zu kommen, wenn er bereit dafür sei. Es hat Monate gedauert, bis er bereit war. Nur sehr langsam und behutsam konnte er Schritt für Schritt verzeihen und seine Schmerzen und verschütteten Emotionen heilen.

Kapitel 13

Das »Liebe tut weh«-Programm

Nicht die Liebe ist es,
die den Menschen irreführt,
er führt sich selbst irre.
Japanisches Sprichwort

Fast alle Menschen wissen aus eigener Erfahrung, wie sich Liebeskummer und Trennungsschmerz anfühlen. Wenn Sie dieses Gefühl jedoch über Jahre haben, wenn Sie es immer wieder erleben oder beispielsweise noch nach vielen Jahren in Tränen ausbrechen, wenn Sie an Ihren Expartner denken, haben sich die Emotionen zu einem möglicherweise lebensgefährlichen Programm ausgeweitet. Dieses Programm ist lebensgefährlich, weil es zu Depressionen, Herzkrankheiten, Autoimmunerkrankungen und Krebs führen kann. Die unterbewussten Emotionen des Sich-nicht-geliebt-Fühlens, des Verlassenseins und der Einsamkeit nagen regelrecht an den inneren Organen. Die Auslöser für dieses Programm sind oft traumatische Ereignisse, die sich wie ein Sprung auf einer Schallplatte auswirken: Wir kommen nicht über sie hinweg und spielen immer wieder das gleiche Stück, ob wir wollen oder nicht.

Erste warnende Hinweise auf dieses Programm können Sie dem Sprachgebrauch eines Menschen entnehmen. Achten Sie darauf, wie oft er oder sie von einer geliebten Person spricht, die ihn oder sie verletzt hat.

Ein Jugendfreund von mir war von seiner ersten großen Liebe Katja verlassen worden. Danach sprach er Monate lang nur von Katja. Seine Freunde konnten es irgendwann nicht mehr hören. Sie machten sich über ihn lustig und riefen sobald sie ihn sahen: »Hallo Frank, sag doch mal 'nen Satz mit K.« Keine der zahlreichen Beziehungen, die Frank danach einging, hat gehalten. Immer wieder machte er die Erfahrung: Liebe tut weh. Mittlerweile ist der gut aussehende Frank Ende vierzig und erfolgreicher Unternehmer, aber immer noch unverheiratet und kinderlos. (Ich hoffe, er liest irgendwann dieses Buch.)

Voraussetzung für die erfolgreiche Klärung dieses Programms ist die Fähigkeit, der/den auslösenden Person/en und sich selbst zu verzeihen. Ebenso wichtig ist das Durchtrennen der ätherischen Schnüre, die auch Jahrzehnte später noch bestehen können.

Heilung und Klärung des »Liebe tut weh«-Programms mit Erzengel Raphael

Wenn Sie von einem Expartner nicht loskommen oder die Erfahrung gemacht haben, dass »Liebe immer weh tut«, kann die folgende Visualisierung mit Erzengel Raphael hilfreich für Sie sein.

- Entspannen Sie sich und beginnen Sie mit der Engelatmung (siehe Seite 70 f.). Legen Sie die Hände auf Ihr Herzchakra und lassen Sie die Energien fließen. Bitten Sie dann Erzengel Raphael und seine Helferengel um Unterstützung bei der Klärung des »Liebe tut weh«-Programms.
- Schließen Sie die Augen und visualisieren Sie eine Waschstraße. Sie werden auf das Schild an der Tür aufmerksam, auf dem steht: »Energetische Klärung und Heilung des »Liebe tut weh«-Programms. In der Tür steht der Erzengel Raphael und bittet Sie nun, auf einer Liege Platz zu nehmen. Die Liege steht auf einem Fließband, das sich langsam in Bewegung setzt und mit Ihnen in die Waschstraße fährt.
- Zunächst fahren Sie durch einen magnetischen Tunnel. Hier werden alle Energien, die zu diesem Programm geführt haben, aus der DNS jeder einzelnen Zelle und aus Ihrem Energiekörpersystem gezogen. Dieses magnetische Feld ist sehr stark und in der Lage, auch die Energien zu entfernen, die Sie bisher nicht loslassen wollten oder konnten. Alle Energien, die Sie jemals von anderen Menschen angenommen haben, werden gründlich entfernt, und Sie nehmen wahr, wie jede einzelne Zelle mit einem weißen Schaum gereinigt wird. Auch die Reste ätherischer Schüre, die möglicherweise hier zurückgeblieben sind, werden von diesem Schaum aufgeweicht und lösen sich auf.
- Dann wird Ihre Liege automatisch zur nächsten Station weitertransportiert. Dort nehmen Sie wahr, wie Erzengel Raphael und seine Helfer grünen Heilbalsam mit kleinen rosafarbenen Sprenkeln in jede Zelle Ihres Körpers füllen und die Zellen damit auch versiegeln. Dieser Heilbalsam

besteht aus purer Liebesenergie. Er löscht sämtliche Erinnerungen an schmerzhafte Situationen und lässt die schönen, liebevollen Erfahrungen in den Vordergrund treten. Nehmen Sie wahr, wie innere Bilder vor Ihrem geistigen Auge auftauchen. Wenn unangenehme Erinnerungen an bestimmte Personen auftauchen, sagen Sie: ***»Ich verzeihe dir und sende dir Liebe.«***

- Nehmen Sie wahr, wie sich Ihre Liege zur nächsten Station bewegt. Es ist die Station der Wünsche. Überall sehen Sie kleine rosafarbene Lichtkugeln. Nun werden Sie selbst zum Magneten und ziehen diese rosafarbenen Lichtkugeln an, die in Ihren Energiekörper und in jede Zelle Ihres physischen Körpers eindringen. Sie enthalten den Stoff, aus dem die Träume sind, und wirken auf der tiefsten Ebene. Sie verhelfen Ihnen zu Glück und Erfüllung in der Liebe. Wenn Sie dazu bereit sind, bitten Sie Erzengel Raphael nun, Sie mit Ihrem liebevollen Seelenpartner zusammenzubringen.
- Sie sind am Ende der Waschstraße angelangt und fühlen sich wie neugeboren. Sie freuen sich auf den neuen Lebensabschnitt, der nun beginnt. Sie treten aus der Waschstraße hinaus und stehen vor einer großen Kinoleinwand. Sie wissen, dass Sie das Ende des Films sehen. Lesen Sie laut vor, wie der Film heißt: ***Ich ________ (Ihr Name) bin glücklich. Ich liebe mich selbst und werde geliebt.*** In der letzten Szene dieses Films sehen Sie sich von hinten. Sie gehen Arm in Arm mit Ihrem Seelenpartner am Strand entlang. Die Sonne versinkt im Meer. Fühlen Sie, wie Sie von Liebe durchströmt werden. Fühlen Sie sich geborgen und geliebt.

- Rollen Sie die Leinwand nun zusammen und geben Sie sie Erzengel Raphael und seinen Helfern. Sie sind die Regisseure dieses Drehbuchs. Freuen Sie sich, dass Sie ab sofort die Hauptrolle in diesem neuen Film übernehmen können.
- Lassen Sie sich nun von den Engeln wieder zurückbringen. Sie wissen, dass die Engel hinter den Kulissen alles für Ihre neue Rolle vorbereiten und auch den passenden Partner zu Ihnen führen. Sie brauchen nichts weiter tun. Kommen Sie langsam wieder ganz in Ihren Körper zurück. Fühlen Sie die Freude in Ihrem Herzen und danken Sie den Engeln für ihre Hilfe.

Als Judith (36) zu mir in die Praxis kam, war sie am Ende, denn die Beziehung zu ihrem Freund machte ihr Leben zur Hölle. Sie war in allen Bereichen ihres Lebens erfolgreich, aber in Liebesdingen erlebte sie nur Katastrophen. Innerhalb von vier Monaten war sie zur Marionette ihres Freundes Sven geworden. Sie konnte nicht mehr schlafen, nicht mehr essen, war hypernervös und es ging ihr nur gut, wenn sie mit Sven zusammen war. Sven hingegen sah die Beziehung eher locker. Sein Motto war »Wir sehen uns«, aber meist vergaß er zu sagen, wann. Das brachte Judith an ihre Grenzen. Sie wartete und wartete, bis er endlich anrief. In der Zwischenzeit hatte sie aber schon von ihrer Freundin gehört, dass Sven am Samstag mit einer blonden Schönheit um die Häuser gezogen war, während sie wie ein hypnotisiertes Kaninchen neben dem Telefon gesessen hatte.

Judith wünschte sich eine Familie und eine glückliche Zukunft mit Sven, aber der war ein leidenschaftlicher Casanova – unwillig und unfähig, eine tiefe emotionale Bindung einzugehen. Doch Judith konnte nicht loslassen. Sie war mittlerweile völlig abgemagert, wog nur noch 45 Kilo, heulte den ganzen Tag und fühlte sich schrecklich ungeliebt. Wie eine Drogensüchtige auf Entzug fühlte sie sich, und ich erklärte ihr, dass sie tatsächlich in Abhängigkeit geraten war – nicht nur emotional, sondern auch physisch. Ihr Körper hatte in den ersten Monaten des Liebesrausches mit Sven viele chemische Stoffe und Endorphine ausgeschüttet, und immer wenn Sven sich eine Woche lang nicht meldete, reagierte Judith mit regelrechten Entzugserscheinungen.

Wir arbeiteten an Judiths Programm. Sie war das verletzte kleine Mädchen, das von seinem Vater nie genug Liebe und Anerkennung bekommen hatte. Sie erinnerte sich sehr gut daran, dass ihr Vater sie oft mit der Bemerkung »Ich hab jetzt keine Zeit« weggeschubst hatte und fühlte noch immer den tiefen Schmerz der Zurückweisung. Später zog Judith wie ein Magnet Männer an, die ihrem unbewussten Programm und Glaubensmuster entsprachen. Durch die Klärung dieses Programms und indem sie Selbstliebe und Akzeptanz für ihre Rolle als Frau entwickelte, bekam Judith ein größeres Selbstwertgefühl und wurde allmählich immer stärker. Sie durchtrennte die energetischen Verbindungen (ätherischen Schnüre) zu Sven und beendete die Beziehung. Sechs Monate später lernte Judith ihren zukünftigen Mann kennen und mit 38 Jahren bekam sie Zwillinge. Ihre Töchter wachsen bei liebevollen Eltern auf – und mit anderen Programmen.

Kapitel 14

Die Lösungsformel der Engel

Menschen mit einer neuen Idee
gelten so lange als Spinner,
bis sich die Sache durchgesetzt hat.

Mark Twain,
amerikanischer Schriftsteller (1835–1910)

Wie in den vorangegangenen Kapiteln bereits erwähnt mischen sich die Engel nicht in unseren freien Willen ein. Sie können uns aber sehr wohl helfen, die Ursachen für unsere Probleme und Krankheiten zu finden und diese zu heilen, wenn wir dazu bereit sind. Durch das eingangs erklärte Gesetz der Resonanz verändert sich im nachfolgend beschriebenen Prozess die Schwingungsfrequenz unseres Körpers und unseres Energiefeldes. Die Engel unterstützen uns durch ihr sehr hohes Energiefeld, mit dem wir in Resonanz gehen. Die Intensität der Energieheilung wird dadurch um ein Vielfaches höher, als wenn uns ein menschlicher Therapeut allein behandelt. In der DNS jeder einzelnen Zelle können krank machende Energien gelöst und transformiert werden, und es ist wichtig, blockierende Emotionen regelmäßig zu lösen, bevor limitierende Glaubensmuster und schwer wiegende Programme entstehen. Auch wenn sich Emotionen noch nicht zu tief greifenden Programmen ausgeweitet haben, können sie starken Einfluss auf unsere Gesundheit haben. Ängste können sich beispielsweise zu Phobien ausweiten, die durch übermäßigen Konsum von Süßigkeiten und Kaffee oft noch verstärkt werden. Emotionen und die entsprechenden Glaubensmuster können dafür verantwortlich sein, dass wir erfolgreich sind oder Misserfolge ernten, Geld haben oder nicht, versagen oder unsere eigentliche Mission in diesem Leben erfüllen.

Ziel dieser Heilarbeit ist es, die Erinnerung an die perfekte Blaupause, den ursprünglichen Bauplan der Zelle zu wecken und das ursprüngliche Programm perfekter Gesundheit und Liebe zu aktivieren.

Die wichtigsten Bestandteile der Lösungsformel sind:

- Energiefluss der Engelenergien
- Verzeihen (wenn Sie damit Schwierigkeiten haben, sollten Sie das »Nicht verzeihen können«-Programm klären, siehe Seite 190 ff.)
- Loslassen und Transformieren alter Emotionen und Energien
- Visualisieren
- Akzeptieren von Liebe und neuen Energien
- Dankbarkeit

Diese Formel hat mehrere Variabeln und kann somit immer genau auf Ihre spezifische Situation beziehungsweise die Ihrer Klienten zugeschnitten werden. Suchen Sie sich Helfer aus der geistigen Welt, zu denen Sie Vertrauen haben (Engel,

Geistführer etc.). Bestimmen Sie die Emotionen, die Sie transformieren wollen, sowie die Emotionen, die Sie stattdessen haben möchten.

Wenn Sie durch energetische Reinigung und Engelatmung Ihre Frequenz erhöht haben und bereit sind, Kontakt mit den Engeln aufzunehmen, sagen Sie aus tiefstem Herzen/lassen Sie Ihren Klienten aus tiefstem Herzen sagen:

»Ich bitte die Gotteskraft und die Engel ______________ (Hier ist die Gotteskraft in uns selbst und in allem, was ist, gemeint. Sie können auch bestimmte Engel namentlich erwähnen, zum Beispiel Raphael), ***den Ursprung und die Wurzeln der Emotion*** __________________________ (Hier nennen Sie die Emotion, zum Beispiel Versagensangst), ***die in meiner DNS gespeichert wurde, sei es in diesem oder in früheren Leben, zu finden und zu entfernen. Ich bitte darum, dass alle anderen unbewussten Emotionen, Gedanken, Programme und Energien, die diese Situation oder Krankheit verursacht haben, transformiert werden.«*** (Warten Sie ein paar Minuten. Vielleicht wird Ihnen die Ursache als Bild(er) oder Botschaft(en) gezeigt. Für den Erfolg der Behandlung ist dies jedoch nicht nötig. Es ist möglich, dass sie ein ganzes Wurzelwerk oder Energiewolken wahrnehmen, die aus Ihrem Energiekörper und der DNS Ihrer Zellen gelöst werden.)

»Ich verzeihe mir und allen an der Entstehung dieser Situation Beteiligten und lasse die damit verbundenen Emotionen, Energien und Programme für immer los.« (Nehmen Sie zwei bis drei tiefe Atemzüge und pusten Sie die Luft kräftig wieder aus. Visualisieren Sie, wie sich alle Zellen des Energiekörpers und der DNS öffnen und die alten, gespeicherten Energien entweichen.)

»Ich bitte für alle Zeiten um Transformation und Heilung aller Aspekte meines Seins auf allen Ebenen (physisch, mental, emotional, spirituell), ***in allen Situationen, Dimensionen und Universen.«*** (Visualisieren Sie, wie sich die Zellen mit Lebensenergie in Form von weißem Licht füllen.) ***»Ich akzeptiere jetzt bedingungslose Liebe für mich selbst und wähle ab sofort ______________________________ für mein Leben.«***

(Formulieren Sie das, was Sie hier einsetzen, immer mit »ich fühle« und »ich bin«, zum Beispiel: »dass ich mich kraftvoll fühle, dass ich geheilt und gesund bin …« Visualisieren Sie eine irisierende, transparente Energiewolke aus weißem, grünem, blauem, goldenem und rosafarbenem Licht, die Sie und Ihre neue Kreation einhüllt und versiegelt.)

»Von ganzem Herzen danke ich der Gotteskraft und den Engeln für ihre Hilfe!« (Fühlen Sie, wie Sie von Liebe und Dankbarkeit durchströmt werden und wie sich Ruhe, Zufriedenheit, ein Glücksgefühl und ein körperliches Wohlgefühl einstellen.)

Anwendung der Lösungsformel

Werden Sie sich vorab über die möglichen Emotionen Ihres Klienten bewusst, die mit seiner Krankheit oder Lebenssituation zusammenhängen. Nehmen Sie dazu auch die Auflistung in Teil 2 dieses Buches zur Hilfe. Entscheiden Sie, durch welche hilfreichen Emotionen und Gedanken Sie die zu lösenden Emotionen ersetzen wollen.

Schreiben Sie dann den genauen Wortlaut der entsprechenden Lösungsformel auf und führen Sie Ihren Klienten durch den Lösungsprozess. Während der Behandlung lassen Sie die Engelenergien, wie in Kapitel 4 beschrieben, durch Ihren Energiekanal in Ihre Hände fließen. Legen sie Ihre Hände auf die zu behandelnde Körperstelle oder die entsprechenden Chakren. Wenn es um emotionale Heilung geht, legen Sie Ihre Hände vorn und hinten auf das Herzchakra Ihres Klienten.

Vertrauen Sie Ihrer Intuition und der Leitung der Engel. Lassen Sie die Engelenergien etwa fünfzehn Minuten oder länger durch Ihren Energiekanal in Ihre Hände fließen. Halten Sie Taschentücher bereit, denn möglicherweise werden die Emotionen durch Tränen gelöst. Starke Angst wird auch über die Flüssigkeit der Nasenschleimhaut und der Nebenhöhlen gelöst. Es ist sehr wahrscheinlich, dass Ihr Klient die Behandlung sofort körperlich spürt und verschiedene Wahrnehmungen hat: visuell zum Beispiel die Wahrnehmung von Farben und Licht, taktil zum Beispiel ein Wärmegefühl oder ein Kribbeln im Körper.

Da die heilende Kraft der Engel auch auf das Energiesystem und den Körper des behandelnden Therapeuten wirkt, findet gleichzeitig auch bei Ihnen Heilung statt. Möglicherweise fließen so genannte Engeltränen aus Ihren Augen, die jedoch kein Ausdruck von Emotionen sind. Es ist außerdem möglich, dass Sie während der Behandlung gähnen müssen, da dichte Energien mit Ihrer Hilfe transformiert werden. Es ist wie der Druckausgleich, den Sie in einem Flugzeug beim

Landeanflug spüren. Erklären Sie Ihrem Klienten vorher, dass Sie nicht müde sind, sondern lediglich als Kanal Energien transformieren. Wenn Sie das Gefühl haben, dass Ihr Klient sehr blockiert ist, lassen Sie die Engelenergien etwa 45 Minuten oder eine Stunde lang fließen. Achten Sie immer darauf, dass Ihre Hände nur ganz leicht aufliegen, sodass kein Druck ausgeübt wird!

Wenn Sie Bilder und Botschaften der Engel empfangen, informieren Sie Ihren Klienten nach eigenem Ermessen während oder auch nach der Behandlung darüber. Fragen Sie vorher, ob Ihr Klient irgendetwas empfunden oder gesehen hat. Gehen Sie dabei behutsam und einfühlend vor und lassen Sie sich von den Engeln leiten. Wenn Sie unangenehme Bilder gesehen haben und wissen, dass ein Gespräch darüber Irritationen bei Ihrem Klienten hervorrufen würden, brauchen Sie nicht näher darauf einzugehen, denn diese Energien sind ja nun geklärt. (Mit jemandem, der Ihnen hilft, Ihr Haus zu reinigen, müssen Sie ja anschließend auch nicht den Inhalt des Mülleimers erörtern.) Konzentrieren Sie sich auf die neuen Energien, die neuen Emotionen und auf das, was neu entsteht.

Nach der Behandlung stellen sich Ruhe und Leichtigkeit ein und es ist ein deutlicher Unterschied gegenüber vorher feststellbar. (Das ist auch der Fall, wenn Sie die Behandlung telefonisch durchführen.) Geben Sie Ihrem Klienten ein Glas Wasser zu trinken und die Möglichkeit, noch ein wenig zu ruhen. Stellen Sie sicher, dass Ihr Klient gut geerdet ist, bevor er Ihre Praxis verlässt und möglicherweise Auto fährt.

Wenn Ihr Klient zum ersten Mal durch Sie von den Engeln behandelt wird, ist es ratsam, an nur einem Thema, einem

Symptom oder einer Emotion zu arbeiten. Bei Menschen in schwierigen Lebenssituationen stehen oft mehrere Themen an, die einer Behandlung bedürfen. Vereinbaren Sie ein kurzes Telefonat in einem bis zwei Tagen, um sich nach dem Befinden des Klienten zu erkundigen, und legen Sie dann in einem angemessenen Zeitabstand einen neuen Behandlungstermin fest. Lassen Sie sich auch dabei von Ihrer Intuition und den Engeln leiten.

Wenn Sie beispielsweise mit einer Klientin an einem Vaterthema arbeiten, kann es durchaus sein, dass sich anschließend auch die Beziehung zu ihrem Ehemann ändert. Oder Sie behandeln bestimmte emotionale Probleme, woraufhin die Haut Ihres Klienten schöner wird. Das sind so genannte emotionale Ketten. Wenn die Ursache für ein Problem behoben wurde, klären sich alle damit verbundenen Symptome und Themen gleichermaßen. Weisen Sie Ihre Klienten darauf hin, und lassen Sie sie beobachten und aufschreiben, was sich im Anschluss an die Behandlung verändert.

Wenn Sie an sich selbst arbeiten, sprechen Sie die Lösungsformel auf Kassette, damit Sie während dieser Arbeit nicht im Kopf, sondern im Herzen sind. Legen Sie Ihre Hände vorzugsweise auf Ihr Herzchakra oder, je nach Symptom, auf ein anderes Chakra. Stellen Sie sicher, dass Sie bequem sitzen oder, noch besser, liegen. Wenn Sie physische Probleme behandeln wollen, können Sie Ihre Hände auch direkt auf ein schmerzendes Körperteil legen, sofern dies leicht machbar ist. Lassen Sie die Energien mindestens fünfzehn Minuten oder auch länger fließen, bis Sie das Gefühl haben, dass die Behandlung abgeschlossen ist.

Es ist möglich, dass Sie sich anschließend sehr leicht fühlen oder dass sich Ihr ganzes Körpergefühl verändert hat. Stehen Sie langsam auf, trinken Sie ein Glas Wasser und ruhen Sie sich aus.

Selbstablehnung

Durch die langjährige Arbeit mit Klienten habe ich erfahren, dass sich praktisch jeder Mensch unterbewusst selbst ablehnt. Diese Ablehnung kann sich auf einzelne Bereiche beziehen. Beispielsweise fühlen sich Menschen zu dick, unattraktiv, dumm, unfähig und so weiter. Jeder hat irgendetwas, das er an sich selbst nicht akzeptiert oder nicht mag. Das gilt ganz besonders für die Menschen, die von sich behaupten, überhaupt keine Probleme zu haben, die andere ständig unaufgefordert über ihre Stärken und Talente informieren und sich selbst einfach nur super finden.

Bei Selbstablehnung können Sie beispielsweise folgende Lösungsformel einsetzen. *Bitte berücksichtigen Sie in jedem Fall die in Klammern gesetzten Instruktionen und Visualisierungen der ursprünglichen Lösungsformel (siehe Seite 204f.). Energien müssen spürbar fließen!*

Ich bitte die Gotteskraft und Erzengel Michael, den Ursprung und die Wurzeln der ablehnenden Emotion »Ich fühle mich zu dick«, die in meiner DNS gespeichert wurde, sei es in diesem oder einem früheren Leben, zu finden und zu entfernen. Ich bitte darum, dass alle anderen unbewussten Emotionen, Gedanken, Programme und Energien, die diese Situation verursacht haben, transformiert werden. Ich verzeihe mir und allen an der Entstehung dieser Situation Beteiligten und lasse die damit verbundenen Energien und Programme für immer los. Ich bitte für alle Zeiten um Transformation und Heilung aller Aspekte meines Seins, auf allen Ebenen in allen Situationen, Dimensionen und Universen. Ich akzeptiere jetzt bedingungslose Liebe für mich selbst und wähle für mein Leben ab sofort die Emotionen: »Ich mag und akzeptiere mich so wie ich bin«; »Ich finde mich schön, schlank und attraktiv«; »Ich bin es wert, geliebt zu werden, auch von mir selbst.«

Von ganzem Herzen danke ich der Gotteskraft und den Engeln für ihre Hilfe!

Widerstand

Der erste Schritt zur Veränderung einer Situation besteht darin, zunächst zu akzeptieren, dass unsere eigentlichen »Feinde« in uns selbst sind. Es sind unsere unterdruckten und oft unbewussten Emotionen. Wenn Sie das erkannt haben und den *Widerstand* gegen diese Emotionen aufgeben, können Sie konstruktiv an sich arbeiten. Dieser Widerstand ist wie eine Eisenkugel, die mit einer Kette an Ihr Fußgelenk gebunden ist. Nur indem Sie akzeptieren, was ist, können Sie etwas verändern und werden letztendlich frei.

Verstärkend können Sie visualisieren, wie Erzengel Michael die Fesseln um Ihren Hals sowie um Ihre Hand- und Fußgelenke durchtrennt, die Sie in Ihren eigenen Emotionen gefangen halten. Beenden Sie die Visualisierung mit den Worten: »Ich bin frei. Ich bin frei. Ich bin frei.«

Mangelndes Selbstvertrauen

Eine andere weit verbreitete Emotion ist *mangelndes Selbstvertrauen*. Ein Mangel an Selbstvertrauen führt häufig dazu, dass dem betreffenden Menschen nichts gelingt. Mangelndes Selbstvertrauen kann auch als Symptom bezeichnet werden, denn die ursächlichen Emotionen liegen tiefer und können mithilfe der entsprechenden Formel gelöst werden. Schreiben Sie zum Beispiel auf:

Ich bitte die Gotteskraft und Erzengel Jophiel, die Wurzeln der Emotionen, die mich davon abhalten, mir selbst zu vertrauen, zu finden und zu entfernen … Ich glaube an mich./ Ich habe großes Vertrauen in mich und meine Fähigkeiten./ Ich fühle mich sicher und selbstbewusst bei allem, was ich tue.

Angst zu versagen

In Verbindung damit stehen alle Emotionen, die mit *Versagensangst* zu tun haben. Das gilt auch für mögliche Zweifel an der Wirksamkeit der hier beschriebenen Lösungsformel der Engel. Solange diese Zweifel nicht ausgeräumt beziehungsweise transformiert sind, schaffen wir unbewusst Situationen, in denen wir uns selbst sabotieren, denn das emotionale Programm hat am Ende immer Recht und siegt über die guten Vorsätze. Schreiben Sie die entsprechende Lösungsformel auf, zum Beispiel:

Ich bitte die Gotteskraft und Erzengel Azrael, die Wurzeln der Emotionen, die verursachen, dass ich so oft versage und es mir nicht gelingt, was ich mir vorgenommen habe, zu finden und zu entfernen … Ich fühle meinen Erfolg./Ich fühle, dass ich alles schaffe, was ich mir vornehme./Ich fühle die Wirkung meines neuen Erfolgsprogramms in allen Bereichen meines Lebens.

Was steht meinem Erfolg im Weg?

Durch die einmalige Anwendung der Lösungsformel ist Ihr Selbstbewusstsein zwar gestärkt worden, aber es nicht unbedingt alles geklärt, was Ihrem Erfolg bisher im Weg stand. Achten Sie weiterhin sowohl auf Ihre Emotionen als auch auf Ihre Gedanken. Es mag noch mehr geben, was sich negativ auf das Gelingen bestimmter Vorhaben auswirkt. Halten Sie Ausschau danach und wenden Sie die Lösungsformel der Engel ganz gezielt an, indem Sie negativ wirkende Emotionen transformieren und durch für Sie positive Emotionen ersetzen.

Unsere DNS ist mit der Festplatte eines Supercomputers vergleichbar, auf der sowohl Programme gespeichert sind als auch Ordner und einzelne Dokumente. Wenn Sie Schwierigkeiten haben, ein bestimmtes Programm zu löschen, arbeiten Sie sich Schritt für Schritt durch alle Ordner (Emotionen) und Dokumente (Gedankenmuster).

Anhand der nachfolgenden Fallbeispiele aus meiner Praxis können Sie Ihre eigenen Emotionen und Gedankenmuster zum Thema »Finanzieller Erfolg« überprüfen. Bei den genannten Klienten hat die Klärung und Transformation der entsprechenden Muster erheblich zu messbaren Erfolgen beigetragen.

Tanja fühlte und glaubte: »Ich bin unwürdig, viel Geld zu haben. Ich habe nicht verdient, dass es mir gut geht.« Sie arbeitete mit Erzengel Gabriel und transformierte ihre Emotionen mit der Lösungsformel: »Ich bin es wert, viel Geld zu haben, und verdiene finanzielle Freiheit.« Innerhalb von drei Monaten fand sie einen Verleger für ihr Kinderbuch und konnte anschließend gut von den Tantiemen leben.

Andrea arbeitete als Freiwillige in einem Hilfswerk für Länder der Dritten Welt. Sie fühlte und glaubte: »Ich darf kein Geld annehmen, solange es in anderen Ländern arme Menschen gibt.« Sie arbeitete mit Erzengel Uriel und transformierte ihre Emotionen mit der Lösungsformel: »Ich bin dankbar für das viele Geld, das mir zufließt. Ich habe großen Erfolg mit meinen Projekten.« Bei der nächsten weihnachtlichen Spendenaktion konnte Andrea einen großen Geldbetrag sammeln, viel höher als in den Jahren zuvor. Sie wurde von ihrem Hilfswerk ausgewählt, nach Afrika zu fliegen und vor Ort beim Aufbau eines Kinderdorfs mitzuhelfen.

Kerstin hatte regelrecht Angst vor Geld. Sie hatte in ihrer Kindheit erlebt, wie ihr spielsüchtiger Vater alles Geld, das er in die Finger bekam, sofort verspielte. Sie fühlte und glaubte: »Ich habe Angst vor finanziellem Erfolg. Ich würde das Geld nur verspielen.« Sie bat Erzengel Raphael um Hilfe und transformierte ihre Emotionen mit der Lösungsformel: »Ich wähle finanziellen Erfolg für mein Leben und gebe mein Geld weise aus.« Kerstin erfuhr tiefe Heilung und profitierte anschließend indirekt vom Spielgewinn ihres Freundes. Mit dem Geld kauften sie sich eine Eigentumswohnung und reisten drei Monate durch Neuseeland.

Rosalinde war kurz nach dem Zweiten Weltkrieg geboren. Sie hatte ihr Elternhaus verloren und musste als Fünfjährige mit ihrer Mutter und den drei Geschwistern zu Fuß durch Polen in den Westen flüchten. Sie fühlte und glaubte: »Ich habe Angst, wieder alles zu verlieren. Ich bin nirgendwo richtig sicher.« Dann arbeitete sie mit Erzengel Michael und transformierte ihre Emotionen mit der Lösungsformel: »Ich erlaube mir, mich sicher zu fühlen, und akzeptiere für mich, viel Geld zu haben.« Durch eine Erbschaft erfüllten sich viele Ihrer Träume.

Harald hatte Architektur studiert. Trotz guter Abschlussnoten fand er aber keinen Job. Er fühlte und glaubte: »Ich bin nicht gut genug, um einen gut bezahlten Job zu finden.« Dann arbeite er mit Erzengel Jeremiel und transformierte seine Emotionen mit der Lösungsformel: »Ich fühle mich gut genug, viel Geld zu verdienen. Ich weiß, ich werde zu einem Traumjob geführt.« Harald bekam das Angebot, zwei Jahre lang in Japan zu arbeiten. Ein japanischer Auftraggeber wollte ein deutsches Schloss originalgetreu nachbauen. Harald übernahm die Projektleitung und lernte seine zukünftige Frau in Japan kennen.

Evelyn war verbittert und eifersüchtig auf alle, die eine bessere Schulbildung hatten als sie. Diese Emotionen schadeten ihr insofern, als sie Schwierigkeiten im Beruf bekam und längere Zeit arbeitslos war. Sie bat Erzengel Jophiel darum, die Wurzeln der Emotionen zu finden und zu entfernen, »die meine Eifersucht und meine Ablehnung erfolgreicher Menschen verursacht haben.« Sie wählte die Lösungsformel: »Ich freue mich für alle, die Erfolg haben, und weiß, dass auch ich Erfolg haben kann.« Sie bekam eine Anstellung als Sekretärin einer Bildungseinrichtung, wo Menschen das Abitur nachholen können.

Kai war Legastheniker und hatte große Schwierigkeiten in der Schule. Sein Vater arbeitete in der Chefetage einer großen deutschen Bank und verhalf seinem Sohn trotz schlechter Zeugnisse zu einer Banklehre, doch Kai scheiterte kläglich. Er fühlte und glaubte: »Ich schäme mich. Ich bin nicht klug genug. Ich scheitere mit allem, was ich versuche. Was ich auch anpacke, es geht schief.« Er arbeitete mit seinem Schutzengel und einem ganzen Engelteam, das er die »Erfolgsengel« nannte, und wählte die Lösungsformel: »Ich bin zuversichtlich und in der Lage, beruflich erfolgreich zu sein. Ich finde den richtigen Platz für mich. Ich habe Tag für Tag mehr Erfolg und Geld im Überfluss.« Zum großen Erstaunen seines Vaters begann Kai eine Lehre als Koch auf einem luxuriösen Kreuzfahrtschiff. Er war weit weg von zu Hause, sah die Welt und bekam eine Auszeichnung für seine kreativen Nachspeisen. Kai hatte im Kochen endlich seine Erfüllung gefunden. Er hat vor, in naher Zukunft ein Gourmetrestaurant zu eröffnen.

Stefanie ist Heilpraktikerin für Tiere, aber ihre Praxis lief schlecht. Jeden Monat bangte sie, ob sie überhaupt die nächste Monatsmiete für ihre Praxisräume erwirtschaften konnte. Nach einem Jahr konnte sie es nicht mehr und hoffte, die Klienten würden mit ihren Tieren in ihre Privatwohnung zur Behandlung kommen. Das führte wiederum zu Schwierigkeiten mit dem Vermieter. Sie fühlte und glaubte: »Wenn ich arm bin, bin ich Gott näher. Es ist nicht korrekt, für spirituelle Arbeit und Heilarbeit Geld zu nehmen.« Nach einer längeren Erklärung verstand Stefanie das nachfolgend erklärte Prinzip des Energieausgleichs. Sie bat Erzengel Ariel um Hilfe und wählte die Lösungsformel: »Ich bin Gott dankbar für meinen finanziellen Erfolg. Es ist ein Segen, der es mir ermöglicht, mehr für mich und andere zu tun.« Nach dieser Behandlung arbeitete Stefanie eine Zeitlang als Aushilfe in einer Tierhandlung. Dort traf sie viele Tierliebhaber, erzählte von ihrer Heilarbeit und bekam neue Klienten. In den Abendstunden machte sie Hausbesuche. Es sprach sich schnell herum, wie gut sie arbeitete, und sie verdiente zusätzlich gutes Geld. Sie konnte sich ein neues Auto kaufen, noch mehr Hausbesuche machen und vielen Menschen und Tieren helfen.

Das Prinzip des Energieausgleichs

Stefanie ist ein gutes Beispiel für viele engagierte Heiler, die es sicher gut meinen, doch weder sich selbst noch ihren Klienten einen Gefallen tun, wenn sie es ablehnen, sich angemessen für ihre Arbeit entlohnen zu lassen. Mein Lehrer

Zohar hat mir erklärt, dass viele Menschen ein Problem damit haben, etwas anzunehmen, zum Beispiel Geld, Geschenke, Komplimente und so weiter. Wir erwarten als Therapeuten, dass unsere Klienten die für sie so wichtigen Heilenergien und Informationen annehmen können. Doch wenn wir die Behandlung umsonst geben, machen wir ihnen das Annehmen unnötig schwer. Sobald wir Geld (eine Form von Energie) dafür nehmen, öffnen wir eine Tür und die Energien können hin und her fließen.

Kennen Sie die Glaubenssätze »Wenn das so teuer ist, muss es ja gut sein« oder »Das ist so billig, das kann ja nichts taugen«? Machen Sie deutlich, dass Ihre Arbeit sehr wertvoll ist. Im Prinzip sind Gesundheit und Glück sogar unbezahlbar. Natürlich sollten Ihre Stundensätze angemessen sein. Wenn Sie wissen wollen, wie viel das ist, fragen Sie am besten Ihre Engel. Achten Sie bei der Festlegung Ihres Stundensatzes auch auf Zeichen. Wenn Ihre Klienten mehrfach äußern, Ihre Arbeit sei zu teuer, sollten Sie sich Ihre Glaubensmuster zum Thema »Geld« bewusst machen. Wenn es öfter vorkommt, dass Klienten Ihnen von sich aus mehr Geld geben, als Sie erwartet haben, ist es Zeit, den Stundensatz zu erhöhen. Wenn Sie es nicht tun, werden Sie bald weniger Klienten haben als vorher, und nicht umgekehrt. Die Engel geben Ihnen eine Gehaltserhöhung, und die sollten Sie annehmen!

Sie werden wohl auch Klienten treffen, die wirklich kein Geld haben. Beschämen Sie diese Menschen nicht, indem Sie umsonst arbeiten, sondern akzeptieren Sie eine andere Energieform als Gegenleistung für Ihre Behandlung (zum Beispiel ein Bild malen, Essen kochen, Haare schneiden und so weiter), nach dem Motto: »Gib einem Hungrigen keinen Fisch. Bring ihm lieber bei, wie man angelt.«

Wie wirkt die Lösungsformel?

Emotionale Blockaden und Programme geben uns häufig das Gefühl, vor einer Mauer zu stehen, die nach und nach immer größer wird. Die emotionalen Blockaden sind die Steine, die damit verbundenen Energien sind der Mörtel, der die Steine an ihrem Platz hält. Wenn Sie die Lösungsformel der Engel auf einzelne Emotionen anwenden, ist es, als würden Sie einen Stein nach dem anderen abtragen. Manchmal tragen Sie eine ganze Mauer ab und finden dahinter die nächste. Lassen Sie sich dadurch nicht entmutigen, arbeiten Sie einfach weiter! Manchmal steht aber auch noch gar keine Mauer da, sondern es liegen nur ein paar Stolpersteine auf dem Weg. In jedem Fall gilt: Je öfter Sie die Lösungsformel anwenden, desto mehr Steine werden aus dem Weg geräumt und desto mehr Klärung findet statt. Durch die Frequenzerhöhung mithilfe der Engel (siehe Seite 31 ff.) löst sich der Mörtel, und manche Mauern stürzen sehr schnell ein, sodass die Lebenskraft und die Liebe wieder frei fließen können und Sie die Resultate bekommen, die Sie sich wünschen.

Durch die hohe Frequenz der Engelenergien findet physische, emotionale, mentale und spirituelle Heilung statt. Der Konflikt zwischen Gedanken und Emotionen wird gelöst. Sie sind mehr in Ihrer Kraft und haben mehr inneres Gleichgewicht. Sie entwickeln mehr Mitgefühl, Einfühlungsvermögen und Liebe für sich selbst und andere. Sie haben in allen schwierigen Situationen und bei jeder Krankheit ein Gegenmittel und können selbst etwas für sich tun. Außerdem klären sich Ihr Energiekörper und Ihr Chakrensystem immer mehr, wodurch es Ihnen leichter fällt, die Botschaften der Engel und ihre Heilenergien zu empfangen und weiterzuleiten.

Teil II

Krankheiten und Symptome

Es ist nicht genug, zu wissen, man muss auch anwenden.
Es ist nicht genug, zu wollen, man muss auch tun.

Johann Wolfgang von Goethe

Die folgende Liste der Krankheiten und Symptome, die wahrscheinlich durch unterdrückte Emotionen, Glaubensmuster und unbewusste Programme verursacht werden, erhebt keinen Anspruch auf Vollständigkeit. Es ist auch nicht gesagt, dass jedes genannte Symptom bei jedem Menschen auf die genannten Emotionen/Programme zurückzuführen ist, denn jeder Mensch ist einzigartig und entwickelt demnach auch ganz eigene Symptome. Es gibt jedoch gewisse Erfahrungswerte und erfolgreiche Heilungen bei den genannten Krankheiten und Symptomen. Kinder haben bis etwa zum zwölften Lebensjahr noch keine ausgeprägten Programme entwickelt, leiden aber häufig aufgrund unterdrückter Emotionen. Die vier Hauptprogramme sind das Opferprogramm, das Richterprogramm, das »Nicht verzeihen können«-Programm (NVK) und das »Liebe tut weh«-Programm (LTW). Während der Energieübertragung können die Hände entweder direkt auf das erkrankte Organ oder auf das angegebene Chakra gelegt werden.

Ablagerungen

Programme und Emotionen:
hart gegen sich selbst
Perfektionist
Angst vor Enttäuschungen
fühlt sich gehemmt/verklemmt
Handposition: viertes Chakra
Klärung: Richterprogramm
Erzengel: Chamuel, Jophiel

Abgeschlagenheit
Programme und Emotionen:
fühlt sich unverstanden
fühlt sich ungeliebt
kann nicht loslassen
kann nicht verzeihen
Handposition: drittes und viertes Chakra
Klärung: NVK-Programm und LTW-Programm
Erzengel: Michael, Raphael, Uriel, Jeremiel, Zadkiel

Abszess
Programme und Emotionen:
kocht innerlich
will sich rächen
Wut
kann nicht loslassen
kann nicht verzeihen
Handposition: erstes Chakra
Klärung: Richterprogramm
Erzengel: Sandalphon, Jophiel

Abwehrschwäche
Programme und Emotionen:
fühlt sich überfordert
fühlt sich unfrei, kontrolliert, unterdrückt
Angst, etwas oder jemanden zu verlieren
fühlt sich allein gelassen
fühlt sich wehrlos und hilflos
Handposition: viertes Chakra

Klärung: Opferprogramm
Erzengel: Chamuel

Afterprobleme

Programme und Emotionen:
Angst ums Überleben, äußere Bedrohung
fühlt sich kraftlos und hilflos
kann nicht loslassen
kann nicht verzeihen
Handposition: erstes Chakra
Klärung: NVK-Programm
Erzengel: Raphael, Sandalphon

Aids

Programme und Emotionen:
fühlt sich allein gelassen
wehrlos, hoffnungslos
tief verwurzelte Wut
fühlt sich nicht gut genug
mangelnde Selbstliebe
negative Gefühle sich selbst gegenüber
kann nicht annehmen (auch sich selbst nicht)
Handposition: drittes und viertes Chakra
Klärung: Opferprogramm
Erzengel: Raphael, Michael, Uriel, Chamuel

Akne

Programme und Emotionen:
fühlt sich schuldig
mangelnde Selbstliebe

negative Gefühle sich selbst gegenüber
kann nicht annehmen (auch sich selbst nicht)
will nicht wahrhaben, was ist
Handposition: viertes Chakra
Klärung: NVK-Programm, Opferprogramm
Erzengel: Chamuel, Jeremiel, Zadkiel

Altern, Probleme mit dem

Programme und Emotionen:
kann die gegenwärtige Situation nicht akzeptieren
hadert mit der Vergangenheit
weist anderen gern die Schuld zu
Angst, sich selbst zu sein
Angst vor der eigenen Gotteskraft
Handposition: drittes Chakra
Klärung: Richterprogramm
Erzengel: Raphael, Michael, Uriel, Jophiel

Aggression, aggressives Verhalten

Programme und Emotionen:
fühlt sich unverstanden
fühlt sich ungerecht behandelt
unterdrückte Wut, Zorn, Ärger
gewährt anderen keine Gnade
gewährt sich selbst keine Gnade (Autoaggression)
Hassgefühle
tiefe emotionale Schmerzen, Angst
Handposition: erstes und zweites Chakra
Klärung: NVK-Programm
Erzengel: Gabriel, Raphael, Sandalphon, Jeremiel, Zadkiel

Allergien

Programme und Emotionen:
fühlt sich wehrlos, schutzlos, verzweifelt
akzeptiert die eigene Kraft (Gotteskraft) nicht
unterdrückte Trauer
fühlt sich von anderen oder durch andere belästigt
Angst, sich emotional zu öffnen
Angst, verletzt zu werden
Angst, nicht tun zu können, was man tun möchte
Handposition: drittes und viertes Chakra
Klärung: Opferprogramm
Erzengel: Haniel, Michael, Raphael, Uriel, Chamuel

Alzheimer

Programme und Emotionen:
unterdrückter Zorn, Ärger, Wut
fühlt sich nicht fähig, das eigene Leben unter Kontrolle zu behalten
fühlt sich unsicher und/oder unterlegen
fühlt sich hilflos und hoffnungslos
will in seiner eigenen kleinen Welt leben
will sich nicht mehr anpassen müssen
Handposition: zweites und drittes Chakra
Klärung: Opferprogramm
Erzengel: Gabriel, Raphael, Chamuel

Amnesie

Programme und Emotionen:
Schuldgefühle
Angst vor der Zukunft

Angst, die eigene Meinung zu äußern
Fluchttendenzen
Handposition: drittes Chakra
Klärung: Opferprogramm
Erzengel: Michael, Raphael, Uriel, Chamuel

Anämie

Programme und Emotionen:
mangelnde Selbstliebe
fühlt sich nicht gut genug
Unfähigkeit, sich zu freuen
manipuliert und kontrolliert andere
Angst, dass das Leben nicht so läuft, wie man möchte
Angst, verletzt zu werden
Handposition: viertes und siebtes Chakra
Klärung: Opferprogramm
Erzengel: Chamuel, Metatron

Ängste

Programme und Emotionen:
fühlt sich unfähig, die Situation zu ändern
fühlt sich hilflos und kraftlos
hat kein Vertrauen
Handposition: alle Chakren
Klärung: Opferprogramm
Erzengel: Raphael, Michael, Gabriel, Uriel, Raziel, Metatron, Chamuel

Antriebsschwäche
Programme und Emotionen:
fühlt sich nutzlos
fühlt sich nicht gut genug
ist depressiv
unterdrückter Schmerz und Wut
Angst vor Versagen
mangelnde Selbstliebe
Handposition: viertes Chakra
Klärung: Opferprogramm
Erzengel: Raphael, Chamuel

Apathie
Programme und Emotionen:
Selbstzweifel, Selbstaufgabe
Wunsch, in andere Welten zu flüchten
Sehnsucht nach Spiritualität, Liebe, Geborgenheit
unterdrückte Kreativität
Angst vor Autorität und Kontrolle
Handposition: viertes und sechstes Chakra
Klärung: Opferprogramm
Erzengel: Raziel, Chamuel

Appetitlosigkeit (Anorexia)
Programme und Emotionen:
Selbstablehnung
mangelnde Selbstliebe
Selbsthass
Selbstzweifel, Selbstzerstörung
fühlt sich unfähig, die Eltern (oft die Mutter) zufrieden zu stellen

fühlt sich generell unfähig, Erwartungen zu erfüllen
Unkenntnis der eigenen Gotteskraft
Handposition: drittes und viertes Chakra
Klärung: Opferprogramm
Erzengel: Michael, Raphael, Uriel, Chamuel

Armschmerzen, links

Programme und Emotionen:
kann nicht annehmen
kann die eigene Weiblichkeit nicht annehmen
unverarbeitete Emotionen gegenüber Frauen (Mutter etc.)
unzureichende Verbindung mit der eigenen Spiritualität
Handposition: viertes und fünftes Chakra
Klärung: LTW-Programm
Erzengel: Michael, Haniel, Raziel, Chamuel, Raphael

Armschmerzen, rechts

Programme und Emotionen:
kann nicht geben
kann nicht loslassen
das Akzeptieren der Realität fällt schwer
kann die eigene Männlichkeit nicht annehmen
unverarbeitete Emotionen gegenüber Männern (Vater etc.)
unzureichende Verbindung mit dem eigenen Körper
Handposition: viertes und fünftes Chakra
Klärung: NVK-Programm
Erzengel: Chamuel, Jeremiel, Zadkiel

Arteriosklerose

Programme und Emotionen:
fühlt sich unter Druck gesetzt
fühlt sich eingeschränkt
fühlt sich unverstanden
kann anderen nicht verzeihen
Widerstand gegen Eltern und/oder Vorgesetzte
Angst vor Bestrafung
Handposition: viertes Chakra
Klärung: NVK-Programm
Erzengel: Chamuel, Jeremiel, Zadkiel

Arthritis

Programme und Emotionen:
kritisiert sich und andere
ist rechthaberisch
kann nicht loslassen
kann nicht verzeihen
fühlt sich depressiv, ängstlich, ungeliebt
unterdrückter Ärger, Wut
starre Glaubensmuster und Programme
Angst vor Veränderungen
Handposition: viertes Chakra
Klärung: Opferprogramm, NVK-Programm
Erzengel: Chamuel, Jeremiel, Zadkiel

Arthrose

Programme und Emotionen:
fühlt sich hilflos und unfähig, das Leben zu verändern
Unterdrückung von Trauer und Wut

innere Konflikte: Emotionen und Gedanken sind konträr, mangelndes Vertrauen in sich selbst und andere
Handposition: viertes Chakra
Klärung: Opferprogramm
Erzengel: Chamuel

Asthma

Programme und Emotionen:
unterdrückte und wieder auflebende Kindheitsängste
Wunsch nach Schutz und Geborgenheit
fühlt sich von einem Elternteil dominiert
unterdrückte Sorgen und Tränen
nicht zufrieden mit sich selbst und der eigenen Lebenssituation
blickt lieber zurück als nach vorn
Handposition: viertes Chakra
Klärung: Opferprogramm
Erzengel: Chamuel, Raphael

Asthma bei Kindern

Programme und Emotionen:
Angst, allein gelassen/verlassen zu werden
versteht nicht, warum es auf der Welt ist
Handposition: viertes Chakra
Klärung: Opferprogramm
Erzengel: Chamuel, Raphael

Atembeschwerden

Programme und Emotionen:
unfähig, sich anderen anzunähern
kann nicht annehmen
fühlt sich unwürdig

Schuldgefühle
Selbstverweigerung
hat kein Vertrauen zum Umfeld (Familie)
Handposition: viertes Chakra
Klärung: Opferprogramm, LTW-Programm
Erzengel: Chamuel, Raphael

Aufstoßen

Programme und Emotionen:
ist sauer auf sich und andere
fühlt sich abgetrennt
Angst, etwas Wichtiges zu verpassen
Angst, vernachlässigt, übersehen oder ausgeschlossen zu werden
Handposition: viertes Chakra
Klärung: Opferprogramm
Erzengel: Chamuel

Augenprobleme

Programme und Emotionen:
kann die Realität nicht ansehen und nicht annehmen
kann nicht verzeihen
Angst vor unerfreulichen Nachrichten und Entscheidungen
Angst vor der Zukunft (kurzsichtig)
Angst vor der Gegenwart (weitsichtig)
Wut und Enttäuschung (Bindehautentzündung)
bei Kindern: will sich nicht anschauen, was in der Familie passiert

Gerstenkorn

Programme und Emotionen:
Wut auf andere und sich selbst

kann nicht verzeihen
ist feindselig
Handposition: sechstes Chakra
Klärung: NVK-Programm
Erzengel: Raziel, Jeremiel, Zadkiel

Geschwollene Augen
Programme und Emotionen:
kann nicht loslassen
festgefahren in der Meinungsbildung
Handposition: viertes Chakra
Klärung: Opferprogramm, NVK-Programm
Erzengel: Chamuel, Jeremiel, Zadkiel

Grauer Star
Programme und Emotionen:
will nicht in die Zukunft blicken
kann zukünftige Ereignisse nicht annehmen
fühlt sich bedroht
Handposition: sechstes Chakra
Klärung: Opferprogramm
Erzengel: Raziel, Chamuel

Grüner Star
Programme und Emotionen:
kann nicht verzeihen
tiefe Schmerzen und emotionale Wunden
fühlt sich unter Druck gesetzt
Handposition: sechstes Chakra
Klärung: NVK-Programm
Erzengel: Raziel, Jeremiel, Zadkiel

Hornhautentzündung
Programme und Emotionen:
fühlt, dass er/sie nicht das Richtige tut
Wut auf andere
kann nicht verzeihen
Handposition: sechstes Chakra
Klärung: NVK-Programm
Erzengel: Raziel, Jeremiel, Zadkiel

Ringe unter den Augen
Programme und Emotionen:
fühlt sich unverstanden und unerfüllt
Verbitterung
emotionale Verletzung durch Ablehnung
tief verwurzelte Trauer und Bedauern
Selbstvorwürfe
Handposition: sechstes Chakra
Klärung: NVK-Programm
Erzengel: Azrael, Raziel, Jeremiel, Zadkiel

Schielen
Programme und Emotionen:
Angst, die Wahrheit zu erfahren
Angst vor Strafe
will nicht sehen, was ist
Handposition: sechstes Chakra
Klärung: Opferprogramm
Erzengel: Raziel, Chamuel

Zwinkern, Tic
Programme und Emotionen:
Angst, nicht genug Zeit zu haben
kann Unerledigtes nicht ansehen
entscheidungsschwach
Handposition: sechstes Chakra
Klärung: Opferprogramm
Erzengel: Raziel, Chamuel

Ausscheidungsprobleme
Programme und Emotionen:
kann nicht verzeihen
kann nicht loslassen
fühlt sich verraten oder betrogen
Lebensangst
Handposition: erstes Chakra
Klärung: NVK-Programm
Erzengel: Chamuel, Jeremiel, Zadkiel

Autoimmunerkrankungen
Programme und Emotionen:
fühlt sich hilflos
fühlt sich von den Lebensumständen überfordert
lacht nach außen, weint nach innen
tiefer Schmerz/Trauer
Handposition: viertes Chakra
Klärung: Opferprogramm
Erzengel: Azrael, Chamuel

Bandscheibenvorfall

Programme und Emotionen:
fühlt sich im Stich gelassen
trägt zu viel Verantwortung
schmerzhafte Trennung
Handposition: zweites Chakra
Klärung: Opferprogramm
Erzengel: Gabriel, Chamuel, Raphael

Bauchschmerzen

Programme und Emotionen:
sorgt sich um andere, ist besitzergreifend
fühlt sich verpflichtet, immer verständnisvoll zu sein
fühlt sich selbst unbedeutend
unterdrückte Anspannung
Angst, allein gelassen zu werden
Disharmonie in Beziehungen
wenig Vertrauen
Handposition: drittes Chakra
Klärung: LTW-Programm
Erzengel: Michael, Raphael, Uriel

Bauchspeicheldrüse, Entzündungen der

Programme und Emotionen:
Lebensfreude ist verloren gegangen
Freude und Lachen werden unterdrückt
fühlt sich schuldig, schämt sich
fühlt sich selbst unbedeutend
urteilt über sich selbst und andere
Handposition: drittes Chakra

Klärung: Richterprogramm, NVK-Programm
Erzengel: Michael, Raphael, Uriel, Jophiel, Jeremiel, Zadkiel

Beine, Störungen im Energiefluss der

Programme und Emotionen:
Angst vor der Zukunft
Angst vor Veränderungen
finanzielle Unsicherheit

Lähmungserscheinungen

Programme und Emotionen:
vermeidet unangenehme Situationen
vermeidet alles, was Angst verursacht
Handposition: erstes und drittes Chakra
Klärung: Opferprogramm
Erzengel: Chamuel, Sandalphon, Michael, Raphael, Uriel

Bettnässen

Programme und Emotionen:
Angst vor den Eltern (häufig Vater)
Angst vor Strafe
Handposition: erstes und sechstes Chakra
Klärung: Opferprogramm
Erzengel: Chamuel, Sandalphon, Raziel

Bewusstlosigkeit

Programme und Emotionen:
Angst vor der gegenwärtigen Situation
fühlt sich unfähig, mit Situation umzugehen

Angst vor bevorstehenden Ereignissen
fühlt sich hilflos
innere Weigerung sich auseinander zu setzen
innere Weigerung dazuzulernen
Handposition: erstes Chakra
Klärung: Opferprogramm
Klärung: LTW-Programm
Erzengel: Raphael, Sandalphon, Chamuel

Blasenentzündung

Programme und Emotionen:
Disharmonie in der Partnerschaft
fühlt sich sexuell unverstanden
fühlt sich sexuell überfordert
bringt seine sexuellen Bedürfnisse nicht zum Ausdruck
Sehnsucht nach Liebe
Angst loszulassen
Existenzangst
Handposition: erstes Chakra
Klärung: LTW-Programm
Erzengel: Raphael, Sandalphon

Blutdruck, hoch

Programme und Emotionen:
unterdrückte Wut und Ärger
urteilt über andere
hat Angst, Anforderungen nicht
erfüllen zu können
ist verzweifelt
Handposition: erstes und viertes Chakra

Klärung: Richterprogramm
Erzengel: Jophiel, Sandalphon, Chamuel

Blutdruck, niedrig

Programme und Emotionen:
fühlt sich ungeliebt
depressiv
Selbstzweifel
Selbstaufgabe
Handposition: erstes und viertes Chakra
Klärung: Opferprogramm
Erzengel: Chamuel

Blutprobleme

Programme und Emotionen:
wenig Eigenliebe
geringe Lebensfreude
kann nicht loslassen, Stagnation
Handposition: erstes und viertes Chakra
Klärung: Opferprogramm
Erzengel: Sandalphon, Chamuel

Bronchitis

Programme und Emotionen:
extreme Disharmonie im familiären Umfeld
Wunsch nach Veränderung, aber gleichzeitig Entmutigung
unbefriedigter Wunsch nach Harmonie und Frieden
Handposition: fünftes Chakra
Klärung: LTW-Programm
Erzengel: Raphael, Chamuel, Zadkiel

Brustprobleme

Programme und Emotionen:
Konflikt mit dem Selbstwertgefühl
schätzt/liebt sich selbst nicht
im Konflikt, wenn es darum geht, andere zu bemuttern/zu ernähren
Handposition: viertes Chakra
Klärung: Opferprogramm, LTW-Programm
Erzengel: Chamuel, Raphael

Cholesterinspiegel, zu hoher

Programme und Emotionen:
fühlt sich unglücklich
fühlt sich unfrei
fühlt sich nicht Wert, Freude wahrzunehmen
Angst, Freude wahrzunehmen
Handposition: viertes Chakra
Klärung: Opferprogramm
Erzengel: Chamuel

Darmentzündungen

Programme und Emotionen:
ist unentschlossen
kann nicht entspannen
unterdrückte Hassgefühle
Handposition: erstes und zweites Chakra
Klärung: LTW-Programm
Erzengel: Raphael, Chamuel

Darmerkrankungen
Programme und Emotionen:
Bedürfnis nach mehr Liebe und Aufmerksamkeit
fühlt sich niedergeschlagen, besiegt
macht sich ständig Sorgen
Handposition: erstes und zweites Chakra
Klärung: Opferprogramm, LTW-Programm
Erzengel: Chamuel, Sandalphon, Gabriel, Raphael

Dauerschmerz
Programme und Emotionen:
fühlt sich ungeliebt
fühlt sich allein gelassen
sucht nach Halt und Sinn im Leben
Handposition: drittes Chakra
Klärung: Opferprogramm
Erzengel: Raphael, Michael, Uriel, Chamuel

Depressionen
Programme und Emotionen:
fühlt sich hoffnungslos
fühlt sich hilflos
fühlt sich machtlos
fühlt sich nicht gut genug
Selbstaufgabe
unterdrückte Wut auf sich selbst
Handposition: drittes Chakra
Klärung: LTW-Programm
Erzengel: Raphael, Michael, Uriel

Diabetes

Programme und Emotionen:
verurteilt sich selbst und andere
ist vom Leben enttäuscht
tiefer Kummer
unverarbeiteter emotionaler Schock
extremes Bedürfnis nach Kontrolle
schämt sich für vergangene Ereignisse
Handposition: drittes Chakra
Klärung: Richterprogramm, NVK-Programm
Erzengel: Michael, Raphael, Uriel, Jophiel, Jeremiel, Zadkiel

Drüsenprobleme, allgemeine

Programme und Emotionen:
hat keinen Kontakt zur eigenen Gotteskraft
lebt in der Vergangenheit
fühlt sich gehemmt
wagt nicht, aktiv zu sein
mangelndes Selbstvertrauen
fühlt sich nicht im Gleichgewicht
Handposition: fünftes, sechstes und siebtes Chakra
Klärung: Opferprogramm
Erzengel: Michael, Raphael, Chamuel, Zadkiel, Raziel, Metatron

Durchblutungsstörungen

Programme und Emotionen:
fühlt sich überbeansprucht
hat keine Freude am Arbeitsplatz
fühlt sich entmutigt
fühlt sich angespannt

Handposition: viertes Chakra
Klärung: Opferprogramm
Erzengel: Raphael, Chamuel

Durchfall

Programme und Emotionen:
Angst vor etwas in der Gegenwart
Wunsch, sich von etwas oder jemandem zu trennen
Wunsch, weglaufen zu können
Ablehnung von etwas, das nicht akzeptiert wird
Angst vor der eigenen Ablehnung
Handposition: erstes und zweites Chakra
Klärung: Opferprogramm
Erzengel: Raphael, Chamuel, Gabriel

Eierstöcke, Probleme mit den

Programme und Emotionen:
fühlt sich einsam und allein gelassen
unterdrückte Kreativität
Bedürfnis nach Liebe und Respekt
fühlt sich sexuell unzulänglich
Handposition: erstes und zweites Chakra
Klärung: Opferprogramm
Erzengel: Haniel, Raphael, Chamuel

Ekzem

Programme und Emotionen:
starke Empfindungen, übersensibel
ungeheilte emotionale Schmerzen, Irritationen
fühlt sich frustriert

Handposition: drittes und viertes Chakra
Klärung: Opferprogramm
Erzengel: Michael, Raphael, Uriel, Chamuel

Ellbogen

Programme und Emotionen:
kann neue Erfahrungen nicht akzeptieren
Angst vor Veränderung
Handposition: drittes und viertes Chakra
Klärung: NVK-Programm
Erzengel: Michael, Raphael, Uriel, Chamuel, Jeremiel, Zadkiel

Endometriose

Programme und Emotionen:
tiefe unerlöste Traurigkeit
Frustration
Unsicherheit
mangelnde Selbstliebe
mangelndes Verständnis für sich selbst
Tendenz, anderen die Schuld an den eigenen Problemen zu geben
Weigerung, die Vergangenheit und limitierende Glaubensmuster loszulassen
Handposition: erstes und viertes Chakra
Klärung: Richterprogramm, LTW-Programm, NVK-Programm
Erzengel: Haniel, Sandalphon, Jophiel, Raphael, Jeremiel, Zadkiel, Chamuel

Epilepsie

Programme und Emotionen:
fühlt sich verfolgt
Bedürfnis nach Selbstbestrafung
empfindet das Leben als Kampf
Handposition: viertes, sechstes und siebtes Chakra
Klärung: Opferprogramm
Erzengel: Chamuel, Raziel, Metatron

Erbrechen

Programme und Emotionen:
Angst vor Neuem
Ablehnung von Veränderungen
mangelndes Selbstvertrauen
Handposition: drittes und viertes Chakra
Klärung: Opferprogramm
Erzengel: Michael, Raphael, Uriel, Chamuel

Erkältung

Programme und Emotionen:
fühlt sich zu Hause oder im Arbeitsumfeld unwohl
fühlt sich verwirrt
fühlt sich unverstanden
Glaubensmuster: Krankheit gehört zum Leben
Handposition: viertes und siebtes Chakra
Klärung: Opferprogramm
Erzengel: Raphael, Chamuel, Metatron

Erschöpfung, chronische

Programme und Emotionen:
ist verzweifelt
fühlt sich unverstanden
fühlt sich allein
fühlt sich hoffnungslos
fühlt sich müde vom Überlebenskampf
mangelndes Selbstwertgefühl
Handposition: viertes Chakra
Klärung: Opferprogramm
Erzengel: Raphael, Chamuel

Essstörungen (Bulimie)

Programme und Emotionen:
kann sich selbst weder akzeptieren noch lieben
unbefriedigtes Bedürfnis nach Liebe
fühlt sich von den Erwartungen anderer überfordert
Selbstzweifel, Selbstzerstörung
Bedürfnis nach spirituellem Wachstum
Handposition: drittes und viertes Chakra
Klärung: Opferprogramm, LTW-Programm
Erzengel: Raphael, Chamuel

Fehlgeburt

Programme und Emotionen:
fühlt sich unvorbereitet
fühlt, dass Zeitpunkt für die Geburt eines Kindes ungeeignet ist
mangelnde Selbstliebe und Akzeptanz
Angst vor der Zukunft
Angst vor Verantwortung

Handposition: erstes, zweites und viertes Chakra
Klärung: Opferprogramm
Erzengel: Sandalphon, Chamuel

Fieber

Programme und Emotionen:
Wut auf andere und sich selbst
fühlt Irritation über Unordnung im Umfeld
unterdrückte Emotionen kochen hoch
Handposition: viertes Chakra
Klärung: NVK-Programm
Erzengel: Chamuel, Jeremiel, Zadkiel

Fistel

Programme und Emotionen:
kann nicht loslassen
fühlt sich kraftlos und hilflos
kann nicht verzeihen
Handposition: viertes Chakra
Klärung: NVK-Programm, Opferprogramm
Erzengel: Chamuel, Jeremiel, Zadkiel

Frigidität

Programme und Emotionen:
Angst und Schuldgefühle in Bezug auf Sex
kann nicht annehmen
Ablehnung der eigenen Weiblichkeit
limitierende Glaubensmuster, zum Beispiel: »Sex ist schlecht.«
Handposition: zweites und viertes Chakra
Klärung: NVK-Programm, Opferprogramm
Erzengel: Haniel, Gabriel, Raphael, Chamuel, Jeremiel, Zadkiel

Füße, Probleme mit den

Programme und Emotionen:
der Lebensweg wird nicht akzeptiert
links: der spirituelle Lebensweg
rechts: der physische/materielle Lebensweg
Angst vor der Zukunft
Angst, den nächsten Schritt zu tun
mangelndes Verständnis für sich selbst und andere
Handposition: viertes Chakra
Klärung: NVK-Programm
Erzengel: Chamuel, Jeremiel, Zadkiel

Gallenbeschwerden

Programme und Emotionen:
Verbitterung
zu stolz, um vergeben zu können
will Dinge erzwingen
Handposition: drittes Chakra
Klärung: NVK-Programm
Erzengel: Michael, Raphael, Uriel, Jeremiel, Zadkiel

Gallensteine

Programme und Emotionen:
unterdrückte, unaufgelöste Verbitterung
zu stolz, um vergeben zu können
fühlt sich der Situation und dem Umfeld ausgeliefert
fühlt sich schutzlos
Handposition: drittes Chakra
Klärung: Opferprogramm, NVK-Programm
Erzengel: Michael, Raphael, Uriel, Chamuel, Jeremiel, Zadkiel

Gebärmutterprobleme

Programme und Emotionen:
unterdrückte Konflikte mit der Mutter
unterdrückte Kreativität
Handposition: erstes Chakra
Klärung: Opferprogramm
Erzengel: Sandalphon

Gehirnerkrankungen

Programme und Emotionen:
fühlt sich unfähig, das eigene Leben zu kontrollieren
ist angespannt und fühlt sich unter Druck gesetzt
ist nervös
Handposition: sechstes und siebtes Chakra
Klärung: NVK-Programm
Erzengel: Chamuel, Raziel, Metatron

Gehirnhautentzündung

Programme und Emotionen:
fühlt sich allwissend
nicht offen für andere Meinungen
Handposition: sechstes und siebtes Chakra
Klärung: NVK-Programm
Erzengel: Chamuel, Raziel, Metatron, Jeremiel, Zadkiel

Gehirntumor

Programme und Emotionen:
kann sich nicht auf Neues einlassen
ist unfähig, alte Denkmuster loszulassen
kann nicht verzeihen

unterdrückte emotionale Verletzungen
mangelnde Selbstliebe
Handposition: sechstes und siebtes Chakra
Klärung: NVK-Programm, Opferprogramm, LTW-Programm
Erzengel: Chamuel, Raphael, Raziel, Metatron

Gelenkprobleme

Programme und Emotionen:
ablehnende Haltung gegenüber Veränderungen
mangelnde Flexibilität
unterdrückte emotionale Schmerzen
Handposition: viertes und fünftes Chakra
Klärung: LTW-Programm
Erzengel: Raphael, Chamuel

Gesicht, Probleme im

Programme und Emotionen:
fühlt sich abgelehnt
Selbstzweifel
Beziehungsprobleme
Handposition: zweites und viertes Chakra
Klärung: LTW-Programm
Erzengel: Raphael, Chamuel, Gabriel

Gesichtslähmung

Programme und Emotionen:
Selbstverurteilung
Handposition: zweites und viertes Chakra
Klärung: Richterprogramm
Erzengel: Raphael, Chamuel, Gabriel, Jophiel

Gewichtsverlust

Programme und Emotionen:
übertriebene Sorgen und Angst vor bedrohlichen Situationen
kann nicht vertrauen
fühlt sich extrem angespannt
Handposition: erstes und viertes Chakra
Klärung: NVK-Programm
Erzengel: Chamuel

Gewichtszunahme

Programme und Emotionen:
fühlt sich unsicher
fühlt sich abgelehnt und zurückgewiesen
Bedürfnis, den Körper zu schützen
Handposition: zweites und viertes Chakra
Klärung: Opferprogramm
Erzengel: Gabriel, Raphael, Chamuel

Grippe

Programme und Emotionen:
Angst vor zukünftigen Ereignissen
Angst vor sozialer Krise
Angst vor wirtschaftlicher Krise
Angst vor Katastrophen
negative Glaubensmuster, von der Gesellschaft übernommen
Handposition: zweites und viertes Chakra
Klärung: LTW-Programm, NVK-Programm, Opferprogramm
Erzengel: Raphael, Chamuel, Gabriel, Jeremiel, Zadkiel

Gürtelrose

Programme und Emotionen:
fühlt sich unsicher
ist gestresst und angespannt
kann nicht loslassen
will keine Verantwortung übernehmen
tiefe emotionale Schmerzen
Handposition: viertes und fünftes Chakra
Klärung: NVK-Programm, Opferprogramm
Erzengel: Chamuel, Zadkiel

Haarausfall

Programme und Emotionen:
fühlt sich nicht geschätzt
fühlt sich unverstanden
fühlt sich unsicher
verlässt sich lieber auf andere
ist nicht in der eigenen Kraft
Handposition: zweites und viertes Chakra
Klärung: LTW-Programm
Erzengel: Raphael, Chamuel, Gabriel

Haarergrauung

Programme und Emotionen:
mangelnde Selbstliebe
mangelndes Selbstvertrauen
fühlt sich nicht gut genug
ist gestresst
über Nacht: Schockerlebnis
Handposition: viertes Chakra

Klärung: LTW-Programm
Erzengel: Raphael, Chamuel

Halsschmerzen

Programme und Emotionen:
kann sich selbst und anderen nicht verzeihen
fühlt sich eingeschränkt
hat Schwierigkeiten, eigene Bedürfnisse zu äußern
unterdrückte Wut, unterdrückter Zorn
unterdrückte emotionale Verletzungen
Handposition: viertes und fünftes Chakra
Klärung: LTW-Programm, NVK-Programm
Erzengel: Raphael, Chamuel, Zadkiel, Jeremiel

Harnwegsinfektionen

Programme und Emotionen:
unterdrückte Wut, unterdrückter Zorn
kann nicht verzeihen
kann nicht loslassen
Handposition: zweites und viertes Chakra
Klärung: NVK-Programm
Erzengel: Raphael, Chamuel, Gabriel, Jeremiel, Zadkiel

Hautausschläge

Programme und Emotionen:
spürt Konflikte in der aktuellen Lebenssituation (auch im Elternhaus)
ist frustriert, weil Ziele nicht erreicht werden
fühlt sich unsicher
Handposition: zweites, viertes und fünftes Chakra

Klärung: LTW-Programm
Erzengel: Raphael, Chamuel, Gabriel

Hautkrankheiten

Programme und Emotionen:
ist ruhelos
ist gelangweilt
fühlt sich unsicher
fühlt sich bedroht
unterdrückte Kritik
unterdrückte Irritationen
limitierende Glaubensmuster
Handposition: zweites, viertes und fünftes Chakra
Klärung: LTW-Programm, Opferprogramm
Erzengel: Raphael, Chamuel, Gabriel

Hepatitis

Programme und Emotionen:
Angst, Wut, Hass
kann nicht verzeihen
hat Angst vor Veränderung und baut Widerstand dagegen auf
Handposition: drittes, viertes und fünftes Chakra
Klärung: NVK-Programm
Erzengel: Jeremiel, Zadkiel, Chamuel, Michael, Raphael, Uriel

Herzprobleme

Programme und Emotionen:
fühlt sich überfordert und gestresst
empfindet die gegenwärtige Situation als ausweglos
fühlt sich ungeliebt
fühlt sich nicht von anderen unterstützt

empfindet keine Freude
bekommt aus eigener Sicht zu viel Druck und trägt zu viel Verantwortung
kann sich selbst und anderen nicht verzeihen
befindet sich in einer schmerzvollen Liebesbeziehung
Handposition: erstes und viertes Chakra
Klärung: LTW-Programm, NVK-Programm
Erzengel: Sandalphon, Raphael, Chamuel, Jeremiel, Zadkiel

Heuschnupfen

Programme und Emotionen:
unterdrückte Angst
unterdrückter Ärger
unterdrückte Trauer
unterdrückte Tränen
Schuldgefühle
mangelnde Selbstliebe
Handposition: viertes, sechstes und siebtes Chakra
Klärung: LTW-Programm, Opferprogramm
Erzengel: Azrael, Raphael, Chamuel, Raziel, Metatron

Hüftprobleme

Programme und Emotionen:
hat Angst, vorwärts zu gehen
hat Schwierigkeiten, größere Entscheidungen zu treffen
fühlt sich nicht unterstützt
kann gegenwärtige Erfahrungen schlecht akzeptieren
Handposition: erstes, zweites und drittes Chakra
Klärung: Opferprogramm
Erzengel: Raphael, Chamuel, Gabriel

Husten

Programme und Emotionen:
fühlt sich unverstanden
fühlt sich ungeliebt
kann eigene Bedürfnisse schlecht ausdrücken
Handposition: drittes und viertes Chakra
Klärung: LTW-Programm, Opferprogramm
Erzengel: Raphael, Michael, Uriel, Chamuel

Hyperaktivität

Programme und Emotionen:
ist frustriert
fühlt sich hilflos
ständige innere Unruhe
Wut auf die Eltern (bei Kindern)
Handposition: viertes Chakra
Klärung: Opferprogramm
Erzengel: Chamuel

Immunsystem, Störungen des

Programme und Emotionen:
kein inneres Gleichgewicht
kein innerer Frieden
möchte aufgeben
kein Einfühlungsvermögen für andere
Kontrollverlust
fühlt sich nicht gut genug
Handposition: alle Chakren
Klärung: Opferprogramm
Erzengel: Raphael, Michael, Gabriel, Uriel

Impotenz
Programme und Emotionen:
Angst und Schuldgefühle in Bezug auf Sex
fühlt sich abgelehnt
unterdrückte Konflikte mit der Mutter
unterdrückte Frustration durch früheren Partner
Komplexe und Versagensängste
Handposition: erstes, zweites, viertes und fünftes Chakra
Klärung: LTW-Programm
Erzengel: Sandalphon, Raphael, Chamuel, Gabriel, Zadkiel

Infektionen
Programme und Emotionen:
feindselige Gefühle gegenüber anderen
Ärger, Wut
kann nicht verzeihen
kann anderen nicht vertrauen
Handposition: viertes Chakra
Klärung: NVK-Programm
Erzengel: Jeremiel, Chamuel, Zadkiel

Inkontinenz
Programme und Emotionen:
unterdrückte Emotionen im Überfluss
Schuldgefühle sich selbst gegenüber
Versagensangst
Handposition: zweites und viertes Chakra
Klärung: LTW-Programm, Richterprogramm
Erzengel: Raphael, Jophiel, Gabriel

Ischias

Programme und Emotionen:
Angst, Kreativität nicht ausleben zu können
Unterdrückung eigener Bedürfnisse
sexuelle Frustration
Unehrlichkeit sich selbst und anderen gegenüber
Angst vor Geldknappheit
Handposition: erstes, zweites und drittes Chakra
Klärung: LTW-Programm, Opferprogramm
Erzengel: Sandalphon, Raphael, Chamuel, Gabriel, Michael, Uriel

Kehlkopfentzündung

Programme und Emotionen:
unterdrückter Groll, Rage
fühlt sich ungerecht behandelt
Angst, die eigenen Bedürfnisse zum Ausdruck zu bringen
Handposition: fünftes Chakra
Klärung: Opferprogramm
Erzengel: Chamuel, Zadkiel

Kieferprobleme

Programme und Emotionen:
kann nicht verzeihen
kann die Vergangenheit nicht verarbeiten
Wut und Zorn
Rachegefühle
Handposition: viertes und fünftes Chakra
Klärung: NVK-Programm
Erzengel: Jeremiel, Chamuel, Zadkiel

Knieprobleme
Programme und Emotionen:
Fühlt sich unflexibel
Widerstand gegen Veränderung (Sturheit)
angestaute Wut und Aggressionen
kann Fehler nicht eingestehen (Stolz)
Angst vor der Zukunft
links:
fühlt sich unsicher
ist gestresst
kann bestimmte Ereignisse schlecht annehmen
rechts:
Bedürfnis, sich mehr zu behaupten, Unnachgiebigkeit
trifft bei der Durchsetzung eigener Wünsche auf Widerstand
baut Widerstand gegen Autoritätspersonen auf
Handposition: viertes und fünftes Chakra
Klärung: NVK-Programm
Erzengel: Jeremiel, Chamuel, Zadkiel

Knochenprobleme
Programme und Emotionen:
fühlt sich zurückgewiesen, aber unterdrückt dieses Gefühl
fühlt sich getrennt (von Partner, von Gott)
fühlt sich ungerecht behandelt
fühlt sich unter Druck gesetzt und lehnt sich dagegen auf
innere Rebellion
Handposition: viertes und fünftes Chakra
Klärung: Opferprogramm
Erzengel: Chamuel, Zadkiel

Knöchel, geschwollene

Programme und Emotionen:
fühlt sich überarbeitet, kann aber nicht aufhören
fühlt kein Nachlassen des Drucks im Leben
instabile Lebenssituation
Handposition: drittes und viertes Chakra
Klärung: Opferprogramm
Erzengel: Michael, Raphael, Uriel, Chamuel

Kolik

Programme und Emotionen:
fühlt sich irritiert und gereizt
aufgestaute Wut
Verärgerung über die eigenen Lebensumstände
mangelnde Geduld
Handposition: drittes und viertes Chakra
Klärung: Richterprogramm
Erzengel: Michael, Raphael, Uriel, Chamuel, Jophiel

Kopfschmerzen

Programme und Emotionen:
fühlt sich angespannt und gestresst
fühlt sich unter Druck gesetzt
Angst, die Erwartungen anderer (auch der Eltern) nicht erfüllen zu können
Selbstkritik
mangelnde Selbstliebe
unbefriedigende Beziehungen
unterdrückte emotionale Schmerzen

kann nicht loslassen
Handposition: viertes, sechstes und siebtes Chakra
Klärung: LTW-Programm, NVK-Programm, Opferprogramm
Erzengel: Raphael, Raziel, Metatron, Chamuel, Jeremiel, Zadkiel

Krampfadern

Programme und Emotionen:
fühlt sich unter Druck
fühlt sich zu stark belastet
Widerstand gegen hohen Arbeitsdruck
fühlt sich entmutigt
möchte am liebsten weglaufen
Handposition: viertes, fünftes und sechstes Chakra
Klärung: Opferprogramm
Erzengel: Raphael, Chamuel, Raziel, Zadkiel

Krebs

Programme und Emotionen:
mangelnde Selbstliebe
mangelndes Selbstwertgefühl
Selbstzerstörung
tiefe emotionale Verletzungen (auch durch Eltern)
unterdrückter Ärger, Hass
kann nicht verzeihen und
ist verzweifelt
fühlt sich unterdrückt
fühlt sich hilflos/hoffnungslos
unbewusster Todeswunsch
Handposition: viertes Chakra

Klärung: Opferprogramm, NVK-Programm, LTW-Programm
Erzengel: Michael, Raphael, Uriel, Chamuel

Lähmungen

Programme und Emotionen:
fühlt sich in der gegenwärtigen Lebenssituation gefangen
fühlt sich von Verantwortung überwältigt
Angst vor der Zukunft
Handposition: viertes, fünftes und sechstes Chakra
Klärung: Opferprogramm
Erzengel: Chamuel, Jophiel, Jeremiel, Zadkiel, Raziel

Lebererkrankungen

Programme und Emotionen:
Ärger, Wut, Hass
kann nicht verzeihen
kann die Vergangenheit nicht loslassen
ist besitzergreifend und rechthaberisch
Angst vor Veränderung und Widerstand dagegen
Handposition: drittes, viertes und fünftes Chakra
Klärung: Richterprogramm, NVK-Programm
Erzengel: Chamuel, Jophiel, Jeremiel, Zadkiel, Michael, Uriel

Linke Körperseite, Probleme auf der

Programme und Emotionen:
kann nicht verzeihen
kann nicht annehmen
unterdrückte Emotionen Frauen (Mutter) gegenüber
Ablehnung der eigenen Weiblichkeit

Wunsch nach Spiritualität
Handposition: viertes, fünftes und sechstes Chakra
Klärung: NVK-Programm
Erzengel: Haniel, Raziel, Jeremiel, Zadkiel, Chamuel

Lungenentzündung

Programme und Emotionen:
ist verzweifelt
fühlt sich nicht unterstützt
mangelnde Selbstliebe
Handposition: viertes und fünftes Chakra
Klärung: LTW-Programm, Opferprogramm
Erzengel: Raphael, Chamuel, Zadkiel

Lungenerkrankungen

Programme und Emotionen:
fühlt sich nicht wert, gesund zu leben
Trauer
mangelnde Bestätigung im Leben
Monotonie im Leben
Handposition: viertes und fünftes Chakra
Klärung: LTW-Programm, Opferprogramm
Erzengel: Azrael, Raphael, Chamuel, Zadkiel

Lymphstau

Programme und Emotionen:
mangelnde Lebensfreude
mangelnde Begeisterung
fühlt sich nicht akzeptiert

akzeptiert sich selbst nicht
limitierende Denkmuster
Handposition: viertes und fünftes Chakra
Klärung: Opferprogramm, LTW-Programm
Erzengel: Raphael, Chamuel, Zadkiel

Magenprobleme

Programme und Emotionen:
fühlt sich unglücklich
fühlt sich ungeliebt
fühlt sich unsicher und existenziell bedroht
schluckt Ärger und Angst vor Neuem hinunter
Handposition: erstes, drittes, viertes und fünftes Chakra
Klärung: Opferprogramm, LTW-Programm
Erzengel: Sandalphon, Michael, Raphael, Uriel, Chamuel, Zadkiel

Mandelentzündung

Programme und Emotionen:
fühlt sich unverstanden
fühlt sich ungeliebt
unterdrückte Angst und Ärger
Unfähigkeit, Emotionen zu kommunizieren
Handposition: viertes und fünftes Chakra
Klärung: LTW-Programm, Opferprogramm
Erzengel: Raphael, Chamuel, Zadkiel

Migräne

Programme und Emotionen:
fühlt sich unter Druck gesetzt

Kontrollverlust
fühlt sich sexuell unausgeglichen
Widerstand gegen das eigene Pflichtbewusstsein
Widerstand gegen fremdbestimmte Pflichten (Familie)
kann nicht loslassen
Handposition: viertes, sechstes und siebtes Chakra
Klärung: LTW-Programm
Erzengel: Raphael, Raziel, Metatron, Chamuel

Milzerkrankung

Programme und Emotionen:
fühlt sich ungeliebt
mangelnde Selbstliebe
intensiver Ärger
kann nicht loslassen
kann nicht verzeihen
Handposition: drittes Chakra
Klärung: Opferprogramm, NVK-Programm
Erzengel: Michael, Raphael, Uriel, Chamuel, Jeremiel, Zadkiel

Multiple Sklerose

Programme und Emotionen:
fühlt sich unverstanden
fühlt sich schuldig
ist hart gegen sich selbst
kann nicht verzeihen
Handposition: sechstes Chakra
Klärung: Richterprogramm, NVK-Programm
Erzengel: Raziel, Jeremiel, Zadkiel, Jophiel

Mundgeruch

Programme und Emotionen:
fühlt sich ungeliebt
fühlt sich ungerecht behandelt
kann nicht verzeihen
kann alte Erinnerungen nicht loslassen
Handposition: viertes und fünftes Chakra
Klärung: NVK-Programm, Opferprogramm
Erzengel: Raphael, Chamuel, Zadkiel, Jeremiel

Mundprobleme

Programme und Emotionen:
fühlt sich ungeliebt
fühlt sich bedroht
Widerstand gegen Veränderungen
hat Angst vor Veränderungen
Handposition: viertes und fünftes Chakra
Klärung: LTW-Programm, Opferprogramm
Erzengel: Raphael, Chamuel, Zadkiel

Muskelprobleme/Muskelkrämpfe

Programme und Emotionen:
fühlt sich schuldig
fühlt sich als Versager
hat Angst vor der Zukunft
Widerstand gegen Neues
Handposition: erstes, viertes und fünftes Chakra
Klärung: Opferprogramm
Erzengel: Sandalphon, Raphael, Chamuel, Zadkiel

Myome
Programme und Emotionen:
fühlt sich vom Partner verletzt
fühlt sich in ihrer Weiblichkeit angegriffen
Rachegefühle
kann nicht verzeihen
Handposition: zweites und viertes Chakra
Klärung: LTW-Programm, NVK-Programm, Richterprogramm
Erzengel: Haniel, Raphael, Chamuel, Zadkiel, Jophiel, Jeremiel, Gabriel

Nackenprobleme
Programme und Emotionen:
fühlt sich unter Druck gesetzt
fühlt sich unbeweglich
fühlt sich eingeengt
Widerstand gegen andere Sichtweisen
ist starrsinnig, kann nicht einlenken
Handposition: fünftes Chakra
Klärung: Opferprogramm
Erzengel: Chamuel, Zadkiel

Nägelkauen
Programme und Emotionen:
Frustration
fühlt sich unverstanden
fühlt sich unerfüllt
Widerstand und Trotz gegen die Eltern
Handposition: viertes und fünftes Chakra

Klärung: Opferprogramm, LTW-Programm
Erzengel: Chamuel, Raphael, Zadkiel

Nase, laufende

Programme und Emotionen:
fühlt sich hilflos
fühlt sich nicht beachtet
fühlt sich allein gelassen
will keine Verantwortung tragen
Handposition: viertes und fünftes Chakra
Klärung: LTW-Programm
Erzengel: Chamuel, Raphael, Zadkiel

Nasenbluten

Programme und Emotionen:
fühlt sich ungeliebt
fühlt sich übersehen
fühlt sich wertlos
Handposition: viertes Chakra
Klärung: Opferprogramm
Erzengel: Chamuel

Nasenpolypen

Programme und Emotionen:
fühlt sich ungeliebt
hat keine Freude am Leben
fühlt sich unter Druck gesetzt
Handposition: viertes Chakra
Klärung: Opferprogramm
Erzengel: Chamuel, Raphael

Nasenpolypen bei Kindern

Programme und Emotionen:
spürt Streit und Spannungen in Familie
fühlt sich ungeliebt
fühlt sich nicht willkommen
hat das Gefühl, dass es den Eltern im Weg ist
Handposition: viertes Chakra
Klärung der Emotionen (siehe Liste der Emotionen)
Erzengel: Chamuel, Raphael, Metatron

Nebenhöhlenentzündungen

Programme und Emotionen:
fühlt sich von einer nahe stehenden Person irritiert
fühlt sich unter Druck gesetzt
unterdrückter Ärger
Handposition: viertes und sechstes Chakra
Klärung: Opferprogramm
Erzengel: Chamuel, Raphael, Raziel

Nervenprobleme

Programme und Emotionen:
fühlt sich von der aktuellen Situation überwältigt
kann nicht abschalten
kann sich nicht wehren
kann nicht über seine eigenen Bedürfnisse sprechen
kann die Vergangenheit nicht loslassen
Gedanken und Emotionen stehen im Widerspruch
Handposition: drittes Chakra
Klärung: Opferprogramm
Erzengel: Michael, Raphael, Uriel, Chamuel

Nervosität

Programme und Emotionen:
Angst vor Zukunft
Verwirrung
kann nicht über seine eigenen Bedürfnisse sprechen
mangelndes Vertrauen in sich selbst und andere
Handposition: drittes und sechstes Chakra
Klärung: Opferprogramm
Erzengel: Michael, Raphael, Uriel, Chamuel, Raziel

Neuralgie

Programme und Emotionen:
Schuldgefühle
fühlt sich zu Recht bestraft
kann sich selbst nicht verzeihen
Handposition: viertes und sechstes Chakra
Klärung: Opferprogramm, NVK-Programm
Erzengel: Jeremiel, Zadkiel, Chamuel, Raziel

Nierenbeckenentzündung

Programme und Emotionen:
fühlt sich ungeliebt
ist enttäuscht und wütend
Disharmonie in der Partnerschaft
fühlt sich sexuell unverstanden
Vernachlässigung der eigenen Bedürfnisse
Versagensängste, Existenzängste
Handposition: erstes, zweites und viertes Chakra
Klärung: Opferprogramm, LTW-Programm
Erzengel: Sandalphon, Chamuel, Raphael, Gabriel

Nierenschwäche

Programme und Emotionen:
fühlt sich ungeliebt
fühlt sich schuldig
fühlt sich hilflos
Angst vor Kritik
Disharmonie in der Partnerschaft
Handposition: erstes, zweites und viertes Chakra
Klärung: Opferprogramm, LTW-Programm
Erzengel: Sandalphon, Chamuel, Raphael, Gabriel

Nierensteine

Programme und Emotionen:
unterdrückte Wut
Handposition: erstes, zweites und viertes Chakra
Klärung: Richterprogramm, LTW-Programm
Erzengel: Sandalphon, Chamuel, Raphael, Gabriel, Jophiel

Ohnmacht

Programme und Emotionen:
fühlt sich von der aktuellen Lebenssituation überwältigt
Ausweglosigkeit
Angst vor gegenwärtigen Ereignissen
Angst vor zukünftigen Ereignissen
Handposition: erstes, drittes und sechstes Chakra
Klärung: Opferprogramm
Erzengel: Sandalphon, Michael, Raphael, Uriel, Raziel

Ohrenprobleme

Programme und Emotionen:
hat das Gefühl, dass ihm/ihr keiner zuhört
hört nicht auf seine/ihre innere Stimme
empfindet das eigene Umfeld als disharmonisch
Ärger und Zorn
Widerstand gegen Neuerungen
Widerstand gegen Veränderungen
bei Kindern: will nicht hören, dass die Eltern streiten
Handposition: fünftes und sechstes Chakra
Klärung: LTW-Programm
Erzengel: Raphael, Chamuel, Zadkiel, Raziel

Osteoporose

Programme und Emotionen:
fühlt sich unter Druck gesetzt
mentale Anspannung
mangelnde Unterstützung im Leben
Handposition: viertes und fünftes Chakra
Klärung: Opferprogramm
Erzengel: Chamuel, Zadkiel

Pankreatitis

Programme und Emotionen:
fühlt sich unglücklich
fühlt sich schuldig, schämt sich
fühlt sich ungeliebt
lässt Lachen und Freude nicht zu
unterdrückter Ärger und Angst vor Neuem

Handposition: erstes, drittes, viertes und fünftes Chakra
Klärung: Richterprogramm, LTW-Programm
Erzengel: Sandalphon, Michael, Raphael, Uriel, Chamuel, Zadkiel, Jophiel

Parkinson-Krankheit

Programme und Emotionen:
große Angst, ohne zu wissen wovor
Bedürfnis nach Kontrolle
mangelndes Selbstwertgefühl
mangelnde Selbstliebe
mangelndes Vertrauen in sich selbst und andere
(Überprüfung Quecksilberbelastung nötig)
Handposition: alle Chakren
Klärung: Opferprogramm, LTW-Programm
Erzengel: Sandalphon, Michael, Raphael, Uriel, Chamuel, Jeremiel, Zadkiel, Metatron, Raziel, Gabriel

Phobien

Programme und Emotionen:
fühlt sich wehrlos
fühlt sich schutzlos
fühlt sich verletzbar
Handposition: alle Chakren
Klärung: Opferprogramm, LTW-Programm, NVK-Programm
Erzengel: Sandalphon, Michael, Raphael, Uriel, Azrael, Chamuel, Jeremiel, Zadkiel, Metatron, Raziel, Gabriel
Phobien sind tief verwurzelte Ängste vor: Krankheit, Dunkelheit, Flugreisen, Autofahren, Höhen, Brücken, Tunneln, Fahrstühlen, Rolltreppen, Friedhöfen, Feuer, Wasser, Insekten,

Spinnen, Angriffen von Tieren, öffentlichen Plätzen, öffentlichen Auftritten, Menschenmengen
sowie die Angst, Stimmen zu hören, allein gelassen zu werden, verrückt zu werden, verfolgt zu werden, abgehört zu werden, kontrolliert zu werden, bestraft zu werden, misshandelt zu werden, zu sterben

Pickel

Programme und Emotionen:
Frustration
Angst, verletzt zu werden
unterdrückter Ärger, unterdrückte Wut
Handposition: zweites, viertes und fünftes Chakra
Klärung: LTW-Programm
Erzengel: Raphael, Chamuel, Gabriel

Pilzinfektionen

Programme und Emotionen:
fühlt sich kraftlos
fühlt sich erschöpft
kann die Vergangenheit nicht loslassen
kann die Gegenwart nicht akzeptieren
kann nicht verzeihen
Handposition: zweites, drittes, viertes und sechstes Chakra
Klärung: LTW-Programm
Erzengel: Raphael, Chamuel, Gabriel, Raziel

Rechte Körperseite, Probleme mit der

Programme und Emotionen:
kann nicht verzeihen

kann nicht abgeben
unterdrückte Emotionen gegenüber Männern (Vater)
Ablehnung der eigenen Männlichkeit
Angst vor Verantwortung
Wunsch nach Sicherheit und Materie
Handposition: erstes, zweites, drittes und viertes Chakra
Klärung: NVK-Programm
Erzengel: Sandalphon, Raphael, Chamuel, Gabriel, Jeremiel, Zadkiel

Reisekrankheit

Programme und Emotionen:
fühlt sich fremdbestimmt
Angst vor Kontrollverlust
kann nicht loslassen
Handposition: drittes und viertes Chakra
Klärung: Opferprogramm
Erzengel: Michael, Raphael, Uriel, Chamuel

Prämenstruelles Syndrom

Programme und Emotionen:
fühlt sich machtlos
fühlt sich kraftlos
fühlt sich unausgeglichen
fühlt sich leicht verletzbar
fühlt sich fremdbestimmt (Hormone)
kann sich nicht dagegen wehren
lehnt diesen Teil der Weiblichkeit ab
mangelnde Selbstliebe
Handposition: erstes und viertes Chakra

Klärung: Opferprogramm, LTW-Programm, NVK-Programm
Erzengel: Haniel, Sandalphon, Jophiel, Raphael, Jeremiel, Zadkiel

Prostataprobleme

Programme und Emotionen:
Angst vor Kontrollverlust
Angst vor Ablehnung
Angst vor dem Altwerden
sexueller Druck, Schuldgefühle
kann die Vergangenheit nicht loslassen
kann nicht verzeihen
Handposition: erstes und zweites Chakra
Klärung: NVK-Programm
Erzengel: Jeremiel, Zadkiel, Sandalphon, Gabriel, Raphael

Rheumatische Erkrankungen

Programme und Emotionen:
fühlt sich unverstanden
fühlt sich von anderen bestraft und abgelehnt
mangelnde Selbstliebe
Handposition: zweites, viertes und fünftes Chakra
Klärung: Opferprogramm, LTW-Programm
Erzengel: Gabriel, Chamuel, Raphael, Zadkiel

Rückenschmerzen, allgemein

Programme und Emotionen:
zu große Belastung
mangelnde Unterstützung
Frustration

trägt zu viel Verantwortung
lehnt weitere Verantwortung ab
Handposition: auf der jeweiligen Schmerzzone

Rückenschmerzen, oben

Programme und Emotionen:
fühlt sich ungeliebt
Schuldgefühle aus der Vergangenheit
Klärung: Opferprogramm
Erzengel: Raphael, Chamuel, Zadkiel

Rückenschmerzen, Mitte

Programme und Emotionen:
mangelnde Selbstliebe
mangelndes Selbstwertgefühl
kann die Vergangenheit nicht loslassen
Klärung: NVK-Programm
Erzengel: Jeremiel, Zadkiel, Michael, Uriel

Rückenschmerzen, unten

Programme und Emotionen:
fühlt sich unfrei
mangelnde finanzielle Unterstützung
Existenzangst
schmerzhafte Partnerschaft/Familiensituation
möchte am liebsten weglaufen, kann aber nicht
Klärung: LTW-Programm
Erzengel: Raphael, Sandalphon, Gabriel

Ruhr

Programme und Emotionen:
Rastlosigkeit
Angst und Wut
kann nicht verzeihen
Handposition: erstes und viertes Chakra
Klärung: NVK-Programm
Erzengel: Jeremiel, Zadkiel, Sandalphon, Chamuel

Schilddrüsenprobleme

Programme und Emotionen:
fühlt sich gedemütigt
Frustration
fühlt sich unfrei
fühlt sich kontrolliert und eingeengt
mangelnde Selbstliebe
mangelnder Selbstausdruck, mangelnde Kreativität
Konflikt zwischen Emotionen und Gedanken
Handposition: viertes und fünftes Chakra
Klärung: NVK-Programm, Opferprogramm
Erzengel: Chamuel, Jeremiel, Zadkiel

Schlafstörungen

Programme und Emotionen:
fühlt sich unsicher
Stress
Schuldgefühle
Angst vor Bestrafung
Angst vor Veränderungen
kann nicht loslassen

kann sich selbst und anderen nicht verzeihen
Handposition: viertes, fünftes und sechstes Chakra
Klärung: NVK-Programm
Erzengel: Chamuel, Jeremiel, Zadkiel, Raziel

Schlaganfall

Programme und Emotionen:
fühlt sich unter Druck gesetzt
ist mit der aktuellen Lebenssituation unzufrieden
Widerstand gegen Veränderung
selbstzerstörerische Glaubensmuster und selbstzerstörerisches Verhalten
kann nicht loslassen (Vergangenheit)
kann nicht annehmen (Gegenwart/Zukunft)
Handposition: erstes, drittes und viertes Chakra
Klärung: NVK-Programm
Erzengel: Sandalphon, Jeremiel, Zadkiel, Chamuel

Schmerzen

Programme und Emotionen:
Schuldgefühle
Selbstbestrafung
fühlt sich unglücklich in der Partnerschaft
mangelnde Selbstliebe
Handposition: alle Chakren
Klärung: alle Programme und Glaubensmuster: NVK-Programm, LTW-Programm, Opferprogramm, Richterprogramm
Erzengel: Sandalphon, Michael, Raphael, Uriel, Chamuel, Jeremiel, Zadkiel, Metatron, Raziel, Gabriel

Schnarchen

Programme und Emotionen:
Widerstand gegen Weiterentwicklung
Weigerung, alte Programme loszulassen
Widerstand gegen Veränderung
mangelnde Selbstliebe
Handposition: viertes und fünftes Chakra
Klärung: LTW-Programm, NVK-Programm
Erzengel: Chamuel, Raphael, Jeremiel, Zadkiel

Schulterprobleme

Programme und Emotionen:
Schuldgefühle
mangelnde Lebensfreude
Mutlosigkeit, Hoffnungslosigkeit
Belastung und Anspannung
hält sich für unentbehrlich
trägt unnötig viel Verantwortung
Handposition: viertes und fünftes Chakra
Klärung: Opferprogramm, LTW-Programm
Erzengel: Chamuel, Raphael, Zadkiel

Schwindel

Programme und Emotionen:
mangelndes Gleichgewicht
fühlt sich konfus, zerstreut
fühlt sich überfordert
Unklarheit über den Lebenszweck
Ablehnung der gegenwärtigen Lebenssituation
Ego unterdrückt die Suche nach Spiritualität

Konflikt zwischen Emotionen und Gedanken
Handposition: viertes, fünftes, sechstes und siebtes Chakra
Klärung: LTW-Programm
Erzengel: Chamuel, Raphael, Zadkiel, Raziel, Metatron

Sodbrennen

Programme und Emotionen:
fühlt sich unfrei
große Angst
unterdrückte Emotionen
hat das eigene Leben nicht unter Kontrolle
Handposition: erstes, drittes, viertes und fünftes Chakra
Klärung: Opferprogramm, LTW-Programm
Erzengel: Sandalphon, Michael, Raphael, Uriel, Chamuel, Zadkiel

Stimmbandentzündung

Programme und Emotionen:
fühlt sich überfordert
fühlt sich sprachlos, hilflos
fühlt sich im Stich gelassen
Handposition: fünftes Chakra
Klärung: Opferprogramm
Erzengel: Chamuel, Zadkiel

Stressanfälligkeit

Programme und Emotionen:
fühlt sich schutzlos
mangelnde Unterstützung
Widerstand von anderen

Handposition: erstes, zweites, drittes und viertes Chakra
Klärung: Opferprogramm
Erzengel: Sandalphon, Gabriel, Raphael, Michael, Uriel, Chamuel, Zadkiel

Suchtkrankheiten

Programme und Emotionen:
fühlt sich allein
fühlt sich ausgeschlossen
Schuldgefühle
flüchtet vor der Gegenwart und vor der Vergangenheit
flüchtet vor sich selbst
mangelnde Selbstliebe
Handposition: viertes Chakra
Klärung: Opferprogramm
Erzengel: Chamuel

Tinnitus

Programme und Emotionen:
fühlt sich unverstanden
fühlt sich überfordert
sucht einen Ausweg aus seiner/ihrer aktuellen Lebenssituation
sucht nach Spiritualität
Handposition: viertes, fünftes und sechstes Chakra
Klärung: LTW-Programm
Erzengel: Raphael, Chamuel, Zadkiel, Raziel

Taubheit (Empfinden)
Programme und Emotionen:
fühlt sich zurückgewiesen
fühlt sich unwichtig
Schwierigkeiten mit dem Selbstausdruck (der Kreativität)
mangelnde Selbstliebe
Handposition: fünftes und sechstes Chakra
Klärung: LTW-Programm, Opferprogramm
Erzengel: Raphael, Chamuel, Zadkiel, Raziel

Taubheit (Ohren)
Programme und Emotionen:
fühlt sich ausgeschlossen
fühlt sich zurückgewiesen
Angst vor Veränderung
Handposition: fünftes und sechstes Chakra
Klärung: LTW-Programm
Erzengel: Raphael, Chamuel, Zadkiel, Raziel

Tuberkulose
Programme und Emotionen:
Wut und Aggressionen
Eifersucht
Bedürfnis, andere zu bestrafen
Tendenz, von allem Besitz zu ergreifen
mangelnde Selbstliebe
Handposition: viertes, fünftes und sechstes Chakra
Klärung: LTW-Programm, Richterprogramm
Erzengel: Raphael, Chamuel, Zadkiel, Raziel, Jophiel

Übelkeit

Programme und Emotionen:
Unsicherheit
fühlt sich zurückgewiesen
mangelndes Vertrauen in die aktuelle Lebenssituation
Versagensängste
Handposition: drittes, viertes, fünftes und sechstes Chakra
Klärung: Opferprogramm
Erzengel: Michael, Raphael, Uriel, Chamuel, Zadkiel, Raziel

Übergewicht

Programme und Emotionen:
fühlt sich schutzlos
Unsicherheit
Verletzbarkeit
mangelnde Selbstliebe
Handposition: drittes, viertes, fünftes und sechstes Chakra
Klärung: Opferprogramm, LTW-Programm
Erzengel: Michael, Raphael, Uriel, Chamuel, Zadkiel, Raziel

Venenentzündung

Programme und Emotionen:
Frustration
Tendenz, anderen die Schuld zuzuweisen
unterdrückte Wut
mangelnde Lebensfreude
Handposition: erstes, zweites, viertes und fünftes Chakra
Klärung: Richterprogramm
Erzengel: Sandalphon, Gabriel, Chamuel, Zadkiel, Raphael, Jophiel

Verbrennungen
Programme und Emotionen:
fühlt sich wehrlos
fühlt sich ungerecht behandelt
disharmonische Lebenssituation
unterdrückte Wut
Handposition: alle Chakren
Klärung: Opferprogramm
Erzengel: Sandalphon, Michael, Raphael, Uriel, Azrael, Chamuel, Jeremiel, Zadkiel, Metatron, Raziel, Gabriel

Verkrampfung
Programme und Emotionen:
fühlt sich ungerecht behandelt
Widerstand gegen Autorität
Konflikt zwischen Emotionen und Gedanken
kann nicht loslassen
kann nicht verzeihen
Handposition: erstes und viertes Chakra
Klärung: Opferprogramm, NVK-Programm
Erzengel: Sandalphon, Chamuel, Jeremiel, Zadkiel

Verstauchung
Programme und Emotionen:
fühlt sich im Stich gelassen
Zorn
mangelndes Selbstvertrauen
Widerstand gegen die aktuelle Lebenssituation
Handposition: erstes und viertes Chakra

Klärung: Richterprogramm, NVK-Programm
Erzengel: Sandalphon, Chamuel, Jeremiel, Zadkiel, Jophiel

Verstopfung

Programme und Emotionen:
kann alte Emotionen und Glaubensmuster nicht loslassen
fühlt sich unverstanden
Widerstand gegen den Fluss des Lebens
Angst, nicht geliebt zu werden
Handposition: erstes, zweites, drittes und viertes Chakra
Klärung: Opferprogramm, NVK-Programm
Erzengel: Sandalphon, Gabriel, Raphael, Michael, Uriel, Chamuel, Jeremiel, Zadkiel

Wechseljahresbeschwerden

Programme und Emotionen:
fühlt sich nutzlos
fühlt sich unausgeglichen
Wut gegen sich selbst
Selbstablehnung
Angst vor dem Altwerden
Handposition: viertes Chakra
Klärung: Richterprogramm, LTW-Programm
Erzengel: Chamuel, Zadkiel, Raphael

Wirbelsäulenprobleme

Programme und Emotionen:
fühlt sich unterlegen
mangelnde Unterstützung im Leben

kann nicht loslassen
kann nicht annehmen
mental gesteuert, egogesteuert
Angst, Emotionen zu leben
Handposition: fünftes Chakra
Klärung: Opferprogramm
Erzengel: Chamuel, Zadkiel, Raphael

Wirbelverschiebungen

Halswirbelsäule

C 1 *Programme und Emotionen:*
fühlt sich unverstanden
fühlt sich unausgeglichen
fühlt sich nicht gut genug
Angst vor Bestrafung
Handposition: fünftes Chakra
Klärung: Opferprogramm
Erzengel: Chamuel, Zadkiel

C 2 *Programme und Emotionen:*
Unentschlossenheit
Konflikt zwischen Emotionen und Gedanken
Widerstand gegen sich selbst
Ablehnung der Spiritualität
Handposition: fünftes Chakra
Klärung: Richterprogramm
Erzengel: Chamuel, Jophiel

C 3 *Programme und Emotionen:*
Schuldgefühle

Unentschlossenheit
mangelnde Selbstliebe
Handposition: fünftes Chakra
Klärung: Opferprogramm
Erzengel: Chamuel, Zadkiel

C 4 *Programme und Emotionen:*
Schuldgefühle
Verbitterung
kann nicht verzeihen
kann die Vergangenheit nicht loslassen
Handposition: fünftes Chakra
Klärung: NVK-Programm
Erzengel: Chamuel, Jeremiel, Zadkiel

C 5 *Programme und Emotionen:*
fühlt sich zurückgewiesen
fühlt sich überfordert
kann nicht annehmen
Angst vor Ablehnung
Angst vor Demütigung
Handposition: fünftes Chakra
Klärung: Opferprogramm
Erzengel: Chamuel, Zadkiel

C 6 *Programme und Emotionen:*
fühlt sich ungeliebt
fühlt sich nicht liebenswert
fühlt sich überlastet
Bedürfnis, andere zu verändern

Handposition: fünftes Chakra
Klärung: LTW-Programm
Erzengel: Chamuel, Zadkiel, Raphael

C 7 *Programme und Emotionen:*
Hilflosigkeit
mangelnde Unterstützung
kann nicht verzeihen
kann nicht loslassen
Handposition: fünftes Chakra
Klärung: LTW-Programm, NVK-Programm
Erzengel: Chamuel, Zadkiel, Raphael, Jeremiel

Brustwirbelsäule

Th 1 *Programme und Emotionen:*
fühlt sich überfordert
Versagensängste
Angst vor dem Leben
Handposition: viertes Chakra
Klärung: Opferprogramm
Erzengel: Chamuel

Th 2 *Programme und Emotionen:*
fühlt sich verletzt
fühlt sich allein gelassen
mangelnde Selbstliebe
Handposition: viertes Chakra
Klärung: Opferprogramm, LTW-Programm
Erzengel: Chamuel, Raphael

Th 3 *Programme und Emotionen:*
fühlt sich verletzt
Schuldgefühle
kann nicht verzeihen
Handposition: viertes Chakra
Klärung: Opferprogramm, NVK-Programm
Erzengel: Chamuel, Jeremiel, Zadkiel

Th 4 *Programme und Emotionen:*
Verbitterung
Schuldgefühle
kann nicht verzeihen
Handposition: viertes Chakra
Klärung: NVK-Programm
Erzengel: Chamuel, Jeremiel, Zadkiel

Th 5 *Programme und Emotionen:*
fühlt sich ungerecht behandelt
kann nicht verzeihen
angestaute Wut
Handposition: viertes Chakra
Klärung: NVK-Programm
Erzengel: Chamuel, Jeremiel, Zadkiel

Th 6 *Programme und Emotionen:*
Angst vor der Zukunft
kann nicht vertrauen
kann nicht verzeihen
angestaute Wut
Handposition: viertes Chakra

Klärung: NVK-Programm
Erzengel: Chamuel, Jeremiel, Zadkiel

Th 7 *Programme und Emotionen:*
fühlt sich verletzt
Verbitterung
kann nicht loslassen
kann nicht verzeihen
Handposition: viertes Chakra
Klärung: NVK-Programm
Erzengel: Chamuel, Jeremiel, Zadkiel

Th 8 *Programme und Emotionen:*
fühlt sich ungeliebt
hat das Gefühl, gescheitert zu sein
mangelnde Selbstliebe
Handposition: viertes Chakra
Klärung: Opferprogramm
Erzengel: Chamuel

Th 9 *Programme und Emotionen:*
fühlt sich ungeliebt
fühlt sich unverstanden
fühlt sich im Stich gelassen
Handposition: viertes Chakra
Klärung: Opferprogramm
Erzengel: Chamuel

Th 10 *Programme und Emotionen:*
fühlt sich unverstanden

fühlt sich nicht wertgeschätzt
will keine Verantwortung für sich selbst tragen
Handposition: viertes Chakra
Klärung: Opferprogramm
Erzengel: Chamuel

Th 11 *Programme und Emotionen:*
fühlt sich nicht liebenswert
mangelnde Selbstliebe
Angst vor Beziehungen
Handposition: viertes Chakra
Klärung: LTW-Programm
Erzengel: Chamuel, Raphael

Th 12 *Programme und Emotionen:*
mangelnde Lebensfreude
Depression
Unsicherheit
Angst vor Beziehungen
Handposition: viertes Chakra
Klärung: LTW-Programm
Erzengel: Chamuel, Raphael

Lendenwirbelsäule

L 1 *Programme und Emotionen:*
fühlt sich ungeliebt
Unsicherheit
mangelnde Unterstützung
Handposition: drittes Chakra

Klärung: LTW-Programm
Erzengel: Michael, Raphael, Uriel

L 2 *Programme und Emotionen:*
tiefe Enttäuschung
Schmerzen aus Kindheit
Handposition: drittes Chakra
Klärung: LTW-Programm
Erzengel: Michael, Raphael, Uriel

L 3 *Programme und Emotionen:*
Schuldgefühle
Selbsthass
kann die Vergangenheit nicht loslassen
Probleme mit der Sexualität
Handposition: drittes Chakra
Klärung: LTW-Programm, NVK-Programm
Erzengel: Michael, Raphael, Uriel, Jeremiel, Zadkiel

L 4 *Programme und Emotionen:*
fühlt sich ungeliebt
Machtlosigkeit
mangelnder Selbstwert
Existenzangst
Probleme mit der Sexualität
Handposition: drittes Chakra
Klärung: LTW-Programm, Opferprogramm
Erzengel: Michael, Raphael, Uriel, Chamuel

L5 *Programme und Emotionen:*
mangelnde Lebensfreude
kann Freude und Lust nicht annehmen
Unsicherheit
fühlt sich unverstanden
Handposition: drittes Chakra
Klärung: LTW-Programm
Erzengel: Michael, Raphael, Uriel

Kreuzbein
Programme und Emotionen:
Machtlosigkeit
Unsicherheit
angestaute Wut
kann nicht verzeihen
Handposition: erstes Chakra
Klärung: NVK-Programm
Erzengel: Sandalphon, Jeremiel, Zadkiel

Steißbein
Programme und Emotionen:
fühlt sich ungeliebt
fühlt sich unausgeglichen
kann nicht verzeihen
Selbstbestrafung
Handposition: erstes Chakra
Klärung: Opferprogramm, NVK-Programm
Erzengel: Sandalphon, Jeremiel, Zadkiel

Zahnprobleme

Programme und Emotionen:
Unentschlossenheit
Entscheidungsunfähigkeit
Entscheidungen werden hinausgeschoben
im Oberkiefer: Unverständnis für die eigene Lebenssituation
im Unterkiefer: Rastlosigkeit, Ungeduld
Handposition: viertes und fünftes Chakra
Klärung: Opferprogramm, NVK-Programm
Erzengel: Chamuel, Jeremiel, Zadkiel

Zahnfleischbluten

Programme und Emotionen:
fühlt sich zu Entscheidung gedrängt
kann Dinge nicht zu Ende führen
Handposition: viertes und fünftes Chakra
Klärung: Opferprogramm, LTW-Programm
Erzengel: Chamuel, Raphael, Zadkiel

Zahnwurzelprobleme

Programme und Emotionen:
mangelnde Unterstützung
Überforderung
findet keine Lösungen
sucht neuen Halt
Handposition: viertes und fünftes Chakra
Klärung: Opferprogramm, LTW-Programm
Erzengel: Chamuel, Raphael, Zadkiel

Zellulitis

Programme und Emotionen:
Schuldgefühle
fühlt sich unfrei
kann nicht verzeihen
Handposition: erstes, zweites und viertes Chakra
Klärung: Opferprogramm, NVK-Programm
Erzengel: Sandalphon, Chamuel, Zadkiel, Jeremiel, Gabriel, Raphael

Zungenprobleme

Programme und Emotionen:
fühlt sich unglücklich
Schuldgefühle
kann Gutes nicht annehmen
mangelnde Lebensfreude
Handposition: viertes und fünftes Chakra
Klärung: Opferprogramm, LTW-Programm
Erzengel: Chamuel, Raphael, Zadkiel

Zysten

Programme und Emotionen:
fühlt sich ungeliebt
Schmerzen aus der Kindheit
unerfüllter Kinderwunsch
Handposition: zweites, viertes und fünftes Chakra
Klärung: Opferprogramm, LTW-Programm
Erzengel: Chamuel, Raphael, Zadkiel, Gabriel

Ethische Richtlinien für Therapeuten

1.
Menschen kommen zu Ihnen, wenn sie Probleme haben und damit allein nicht weiterkommen. Auch wenn Klienten behaupten, sie wollten ein Quantum-Engel-Reading »nur mal so«, sollten Sie Ihre Arbeit nie nur zum Spaß machen. Bedenken Sie auch, dass hinter einer solchen Aussage meist doch Kummer und Schmerzen stecken, was Sie auch leicht erkennen können. Es liegt in Ihrer Verantwortung, Ihre Klienten liebevoll zu unterstützen und ihnen Mut zu machen. In keinem Fall sollten Sie Klienten beeinflussen, ihnen falsche Hoffnung machen oder sie in die Irre führen.

2.
Arbeiten Sie nie ungefragt, also ohne das Einverständnis der Person, die Sie behandeln, denn das käme einer Missachtung der Persönlichkeit Ihres Klienten gleich und wäre ein unangebrachtes Eindringen in dessen Privatsphäre.

3.
Ihre Aufgabe besteht darin, Menschen auf ihrem spirituellen Weg zu unterstützen. Sie können ihnen helfen, in ihre eigene Kraft zu kommen, aber Sie sind kein Retter.

4.
Verabreden Sie einen Termin für Ihre Arbeit, und warten Sie mindestens drei Tage, bis Sie diesen Klienten sehen. Das hilft

dem Betreffenden, sich auf den Termin einzustellen und Fragen vorzubereiten. Fragen Sie den Klienten, ob er einverstanden ist, dass die Engel zur Vorbereitung mit ihm arbeiten. Dadurch wird dem Klienten klarer, warum er diesen Termin haben möchte, und die Engel fangen an, ihn für Selbstliebe und Selbstheilung zu öffnen.

5.
Bitte keine Notfälle! Wenn jemand Sie um einen dringenden Nottermin bittet, erwartet diese Person in der Regel, dass Sie die Situation »hinbiegen« und ändern, dass Sie etwas sehen, was nicht da ist, dass Sie ihr eine Entscheidung abnehmen und sagen, was sie hören möchte. All das sind Dinge, die Sie mit Ihren ethischen Grundsätzen auf keinen Fall vereinbaren können.

6.
Erliegen Sie nicht der Versuchung, Menschen von sich abhängig zu machen, indem Sie sie immer wieder zu sich bestellen. Das wäre ein Missbrauch Ihrer Fähigkeiten und würde Ihre Klienten nur schwächen. Es ist sehr verführerisch, gebraucht zu werden. Seien Sie also vorsichtig! Ihr Ego öffnet die Tür für Ärger und negative Energien. Denken Sie nie, dass Menschen Sie oder Ihre Behandlung brauchen. Damit liegen sie völlig daneben!

7.
Quantum-Engel-Heiler arbeiten energetisch sauber und unterliegen der Schweigepflicht. Alle Informationen, die sie während einer Behandlung bekommen, werden absolut vertraulich behandelt.

Literatur

Benor, Daniel J.: *Healing Research. Holistic Energy Medicine and Spirituality*, Helix Editions Ltd., United Kingdom, 1992

Berger, Peter L.: *Auf den Spuren der Engel. Die moderne Gesellschaft und die Wiederentdeckung der Transzendenz*, Herder, Freiburg, 2001

Borysenko, Joan und Miroslav: *The Power of the Mind to Heal*, Hay House, Santa Monica, CA, 1995

Braden, Gregg: *The God Code. Das Geheimnis in unseren Zellen*, Koha, Burgrain, 2004

Bunson, Matthew: *Angels A to Z: A Who's Who of the Heavenly Host*, Three Rivers Press, New York, 1996

Chopra, Deepak: *Quantum Healing*, Bantam Books, New York, 1990

Chopra, Deepak: *Perfect Health*, Three Rivers Press, New York, 1990

Davies, Philip R./Brooke, George J./Callaway, Phillip R.: *Qumran. Die Schriftrollen vom Toten Meer*, Wissenschaftliche Buchgesellschaft, Darmstadt, 2002

Dieckmann, Dorothea: *Wie Engel erscheinen*, Rotbuch, Hamburg, 2001

Dossey, Larry: *Be Careful What You Pray For … You Might Just Get It*, HarperSanFrancisco, 1997

Dossey, Larry: *Healing Words*, HarperSanFrancisco, 1997

Emoto, Masaru: *Die Botschaft des Wassers*, Koha, Burgrain, 2002

Fiore, Edith: *Besessenheit und Heilung, die Befreiung der Seele,* Silberschnur, Güllesheim, 1997
Gordon, Richard: *Quantum-Touch. Mit den Händen heilen,* Goldmann, München, 2005
Hay, Louise: *Heile Deinen Körper,* Lüchow, Freiburg, 1989
Lewis, James R./Oliver, Evelyn Dorothy: *Angels A to Z,* Visible Ink Press, Detroit, 1996
MacLean, Dorothy: *Du kannst mit Engeln sprechen,* Heyne, München, 1999
Melody: *Das Handbuch der Edelsteine und Kristalle,* Droemer Knaur, München, 2001
Mohr, Bärbel: *Bestellungen beim Universum,* Omega, Aachen, 1998
Pert, Candace B.: *Moleküle der Gefühle,* Rowohlt TB, Reinbek, 2001
Ronner, John: *Know Your Angels,* Mamre Press, Murfreesboro TN, 1993
Savedow, Steve (Editor and Translator): *Sepher Razial Hemelach: The Book of the Angel Raziel,* Weiser, York Beach ME, 2000
Schroeder, Hans-Werner: *Mensch und Engel. Die Wirklichkeit der Hierarchien,* Fischer Taschenbuch, Frankfurt,1990
Verny, Thomas/Kelly, John: *The Secret Life of the Unborn Child,* Dell Publishing, New York, 1988
Virtue, Doreen: *Das Heilgeheimnis der Engel,* Ullstein, Berlin, 2004
Virtue, Doreen: *Messages from Your Angels,* Hay House, Carlsbad CA, 2002
Virtue, Doreen: *Dein Leben im Licht,* Ullstein, Berlin, 2004
Virtue, Doreen: *Medizin der Engel,* Allegria, Berlin, 2005

Über die Autorin

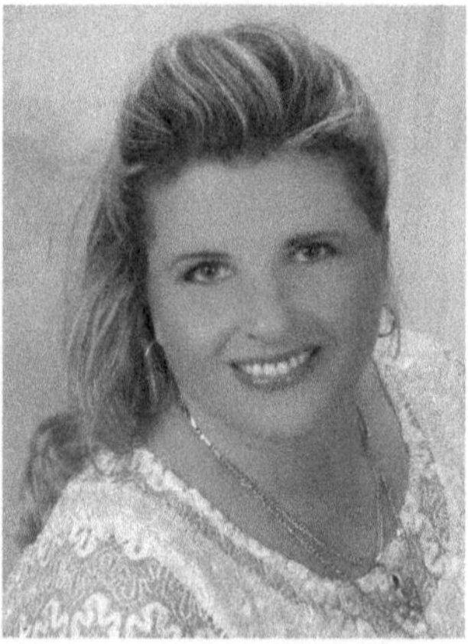

Eva-Maria Mora ist gebürtige Deutsche und lebt seit 2001 in Phoenix, Arizona, USA. Schon sehr früh begann sie sich für Spiritualität und Esoterik zu interessieren, doch nach dem Studium der Wirtschaftswissenschaften und Anglistik arbeitete sie zunächst zehn Jahre lang als Top-Management-Beraterin in Europa. Eine lebensbedrohliche Krankheit und die Begegnung mit einem Engel veranlassten sie, ihr Leben zu ändern. Seitdem hat sie sich intensiv mit alternativen Heilweisen beschäftigt (Engelheilung, Geistheilung, Geopathologie, Ayurveda, Chinesische Medizin, Tibetische Medizin, Channeling, Schamanismus) und eine Ausbildung zur Heilpraktikerin gemacht.

Eva-Maria Mora ist Begründerin der Quantum-Engel-Heilung ®, einer neuen Heilmethode, die auf den Grundlagen der Quantenphysik basiert. Durch Kommunikation mit Engeln und anschließende Energieheilung werden limitierende Emotionen transformiert und Energieblockaden, die beispielsweise durch Glaubensmuster und Programme entstanden sind, gelöscht. Eva-Maria Mora gibt Einzelsitzungen, hält Vorträge und leitet Workshops in den USA und in Europa. Dank ihrer gut ausgebildeten Hellsichtigkeit, Hellfühligkeit und Hellhörigkeit ist Eva-Maria Mora in der Lage, mit den Engeln ihrer Klienten zu kommunizieren. In so genannten Quantum-Engel-Readings arbeiten die Engel durch sie, um den Menschen mit Rat, Hilfe und Heilung zu Diensten zu sein.

Alle Informationen über die Arbeit der Autorin (Quantum-Engel-Readings, Vorträge, Workshops) und die Ausbildung für Heiler und Therapeuten finden Sie im Internet unter *www.quantumengel.com*.

Von Eva-Maria Mora im Ansata-Verlag erschienen:

Quantum-Engel-Kinder
Rat und Heilung für Lichtkinder, für ihre Eltern und Lehrer
ISBN 978-3-7787-7342-0

Quantum-Engel-Kinder CD
Heilsame Traumreisen und Meditationen
ISBN 978-3-7787-7343-7

Quantum-Engel-Liebe CD
Meditationen und Übungen für liebevolle Partnerschaften
ISBN 978-3-7787-7327-7

Lichtmeditationen für den Bewusstseinswandel CD
ISBN 978-3-7787-7372-7

Lichtmeditationen für ein glückliches Leben CD
ISBN 978-3-7787-7485-4

Cosmic Recoding
Lichtvolle kosmische Codes für Heilung, Liebe und wahre Freiheit
ISBN 978-3-7787-7499-1

Medium zwischen Himmel und Erde
Das Handbuch für feinfühlige, mediale Menschen
ISBN 978-3-7787-7516-5